Lolo, el autismo y yo

Nuestro camino del caos a la luz

MELANIE MILANÉS MORALES DE MEANA

ISBN 978-9962-13-684-2
© 2021 Melanie Milanés Morales de Meana
Todos los derechos reservados.

Diseño de portada y diagramación: Purpura Estudio de Diseño
Ilustraciones: Purpura Estudio de Diseño/ Lolo Meana Milanés
Edición: Julieta Ledezma
Corrección de estilo: Edubenis Sánchez
Fotografía: Katherine Pimentel

Impresión: Edition One Books, California, USA.

Reservados todos los derechos. El contenido y los diseños íntegros de este libro, se encuentran protegidos por las leyes de propiedad intelectual. Queda rigurosamente prohibida su reproducción, transformación, distribución, y/o transmisión, ya sea de forma total o parcial, a través de cualquier forma y/o cualquier medio conocido o por conocer, sin autorización escrita de la autora.

1.ª edición, 2021, Panamá.

A Lolo, quien me tomó de la mano
y me enseñó a vivir.

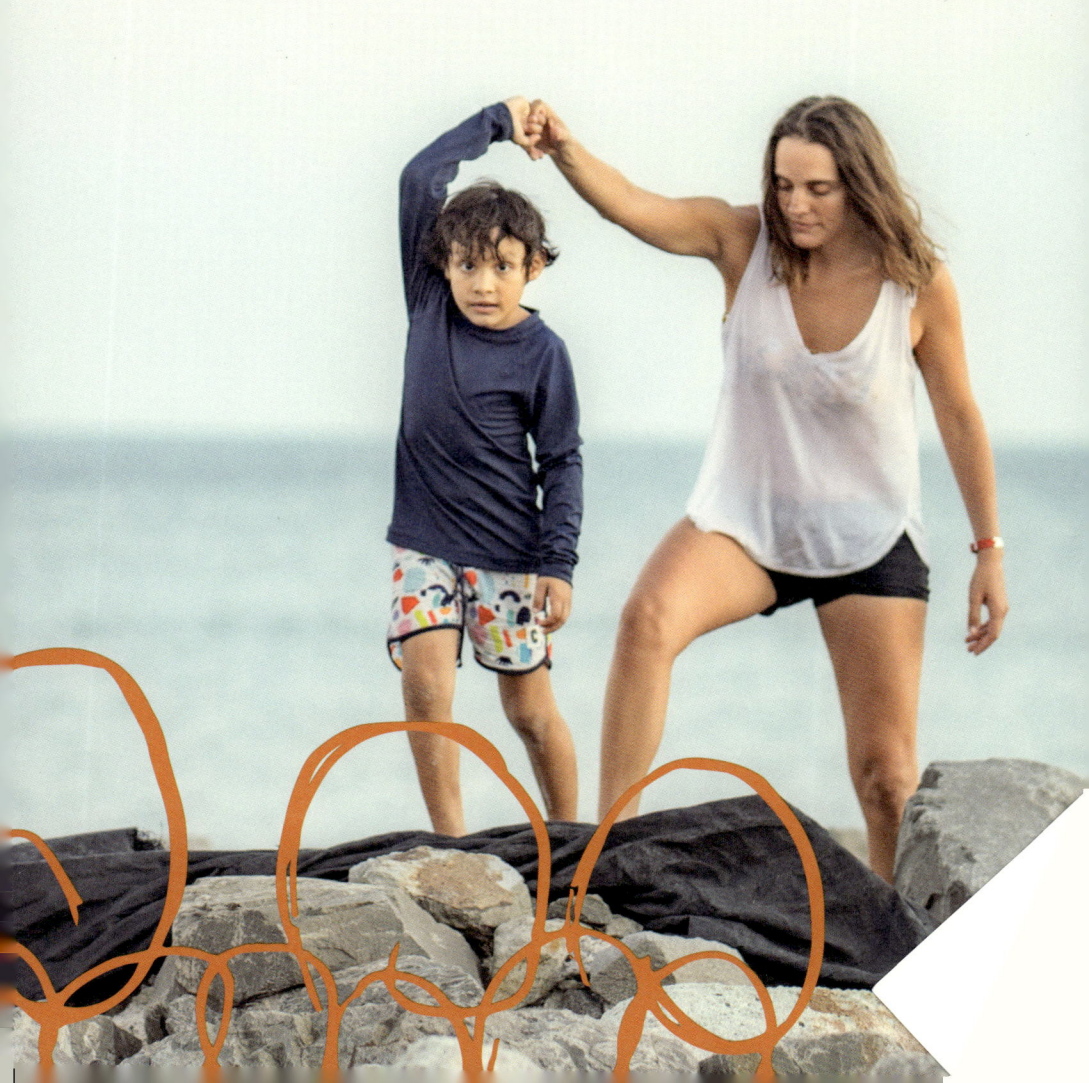

Estimados lectores:

El contenido y las opiniones expresadas en el presente libro no representan recomendaciones médicas de la autora ni de aquellos quienes colaboraron en su relato, sino el recuento de sus vivencias y experiencias personales.

Este libro no pretende constituirse en una fuente científica, prescribir tratamientos médicos ni medicamentos, cuya receta y prescripción deberán provenir de un profesional de la salud y aplicarse bajo la supervisión y control de un médico idóneo. Se recomienda al público lector que consulte a su médico de cabecera y a los especialistas médicos para cada una de las condiciones que desee enfrentar, sobre todo, si no está familiarizado con la condición, fármacos, tratamientos y procedimientos aquí mencionados.

La información que este libro contiene está basada en la experiencia de la autora y en la de sus participantes, por lo que de ninguna manera acepta para sí o para cualquiera de las personas que aquí se mencionan responsabilidad de algún tipo, ya que no contiene consejos médicos, no impone métodos científicos ni acredita tratamientos médicos, por lo que la aplicación de la información aquí contenida por parte del lector es bajo su propio riesgo y responsabilidad.

INDICE

1 **Haciendo una vida** — 15
Y llegó Lolo, aunque no era su momento
Primeriza y no empoderada
Mis primeros días como mamá
Carta. ¿Por qué Lolo está aquí para mí? - por Melanie Milanés

2 **Definiendo el autismo (aunque un poco complejo, ¡aquí voy!)** — 29
Entrevista con Ana Elisa Villalaz
Entrevista con Natalia López
Y para mí ¿qué es el autismo?
Medicina alopática o convencional
Medicina funcional, integral o como muchos le llaman: "alternativa"
Definición del autismo de Omar La Rosa
Nuestro camino espiritual
Carta de un pediatra y padre de una niña con autismo - por Alberto Heart

3 **S.O.S ¡Sácame de aquí!** — 59
¿Quién me tira un salvavidas?
El duelo
Apoyo
Carta a Melanie de 27 años - por Melanie Milanés

4 **Mi vida en salas de espera** — 69
Carta a ti, que estás en busca de respuestas... - por Melanie Milanés

5 **Llegó Billy para recordarnos cómo reír** — 73
La vida de Billy en salas de espera
¿Cómo ser madre de un niño típico?

6 **Inclusión y qué esperar de ella** — 81
Inclusión social
No lo tomes personal
La inclusión comienza en casa

¿Qué es ser normal?
Incluyendo y excluyendo
Entrevista con Kelsey Morris
Carta de un amigo - por Federico Garrido Grimaldo

7 **LOlO al infinito y más allá**   99
¡Yo puedo solo!
A veces 2 + 2 es 5
La libertad de vivir sin metas
Estar conectado en el aquí y el ahora
Carta de una buena amiga - por Yarubi Christensen

8 **La historia según papá - por José Manuel Pepe Meana**   107

9 **'Que la comida sea tu alimento y el alimento, tu medicina'. Hipócrates**   113

10 **Tratamientos y terapias ¡Aventuras!**   119
El intestino y el cerebro
Conexión intestino-cerebro - por Ericka Stahl
Quiropráctica
Terapia respiratoria
Tratamiento de células madre mesenquimales
NAET
GcMAF
Entrevista con John Arango
MeRT
Terapia craneosacral
Un mentor inesperado
Trasplante fecal en Panamá
Quelación, cámara hiperbárica y terapia de ozono
Medicina bioenergética
Entrevista con Thor Philipsen

ÍNDICE

ACIM
Ion Cleanse
Segunda ronda de trasplante fecal
Tratamiento con células xenogénicas
NACD
Neuromodulación y otros tratamientos integrales con Luminara Serdar
Carta a Lolo postratamientos - por Melanie Milanés

E   **Epílogo - No existe luz sin oscuridad**   174

Agradecimiento   178

R   **Referencias bibliográficas**   180

Te veo, te escucho y te siento

Decidir escribir este libro fue fácil, lo difícil fue empezarlo, pues siempre lo posponía para cuando "Lolo ya estuviera bien" y pues.. "bien" es una palabra muy relativa. En el fondo debo admitir que tenía muchas dudas, me preguntaba si a alguien le interesaría leerlo, porque no soy una persona famosa, ¿por qué querría alguien leer sobre mi vida? Y ni hablar de la "etiqueta" pública que le estoy poniendo a mi hijo y que quedará plasmada en un libro toda su vida, sin su consentimiento. Al final el propósito fue más fuerte que las dudas y aquí estoy, escribiendo las últimas líneas de esta introducción.

Este es el libro que me hubiera gustado tener cuando inicié mi viaje; cuando mis días estaban llenos de incertidumbre y no sabía hacia dónde ir ni a quién recurrir. Como verás, no es un manual ni tampoco creo que es la verdad absoluta. Si hay algo que me ha enseñado el autismo es que todos somos diferentes y es necesario honrar esas diferencias. Este es simplemente el recuento de nuestro camino, nuestras experiencias, la montaña rusa de emociones, los aprendizajes y, sobre todo, la mentalidad que nos ha permitido disfrutar este viaje.

Al leerlo quiero que sepas que te veo, te escucho y te siento. Quiero que te des permiso de derrumbarte un día y seguir luchando al siguiente; que sepas que como tú y tu familia, habemos muchos, muchísimos. Que el autismo nos une y nos hace fuertes y mejores personas.

Te contaré nuestras experiencias con distintas terapias y tratamientos, no porque los esté recomendando, sino para abrirte los ojos. Quiero que sepas que hay un mundo de posibilidades y caminos distintos allá afuera. Es un mundo que todos los días va creciendo, mejorando y aprendiendo. Te invito a que investigues y te involucres en las elecciones de salud para ti y tu familia.

Y hablando de tratamientos, hay otro factor sumamente importante que me llenaba de dudas, que pude ver a medida que iba escribiendo, quizás porque fue la primera vez que realmente me detuve y me permití mirar hacia atrás con calma: Estoy consciente de lo afortunada que he sido de tener un esposo que me ha apoyado incondicionalmente, de tener un negocio que nos ha permitido hacer viajes y tratamientos costosos. Sé que esta no es la realidad de todos los que me leerán, pero espero que puedas conectar con lo realmente importante de nuestra historia, la forma en la que hemos ido cambiando la manera de ver el autismo, de una pesadilla a un gran maestro. El dolor de nuestra familia ha sido igual que el de la tuya, hemos pasado las mismas noches interminables sin dormir, pero sé que soy afortunada porque de alguna manera los recursos han llegado a nuestras manos la mayoría de las veces que los hemos necesitado. Tal vez para que yo pudiera encontrar suficiente paz para escribir este libro, con la esperanza de que te acompañe en tu camino y ojalá, de alguna manera, te haga el viaje más liviano.

Para mí, otra de las partes importantes del libro es tocar temas que considero cruciales, como la inclusión y la atención médica. Temas que siento urgentes por atender. Quiero saber que hice algo por traer a la conversación estos aspectos que tanto nos han marcado.

Hemos recorrido mucho y ¡qué lindo estar aquí y coincidir también contigo que me lees! Te deseo que encuentres paz en este camino, ya seas una mamá o un papá a quien le llegó el autismo a su vida, o un especialista que trata de entender este mundo, o simplemente una persona que está explorando.

Finalmente, al escribir este libro, parte de mi propósito era reconocer y mostrar que el autismo no afecta solo a la persona que tiene la condición y a su familia nuclear, sino también a todos aquellos que están contigo de alguna manera u otra en este proceso. Por eso les pedí a algunas personas cercanas a nosotros que compartieran su experiencia. Cuando sientas que el mundo está contra ti, te invito a que hagas este ejercicio; verás que el autismo tiene muchas cosas positivas. Las cartas que cierran algunos capítulos son de amigos y profesionales cercanos que se han convertido en parte de nuestra familia.

Te deseo la fuerza, la compasión, el perdón y la fe necesarios para poner un pie delante del otro y seguir caminando.

Melanie

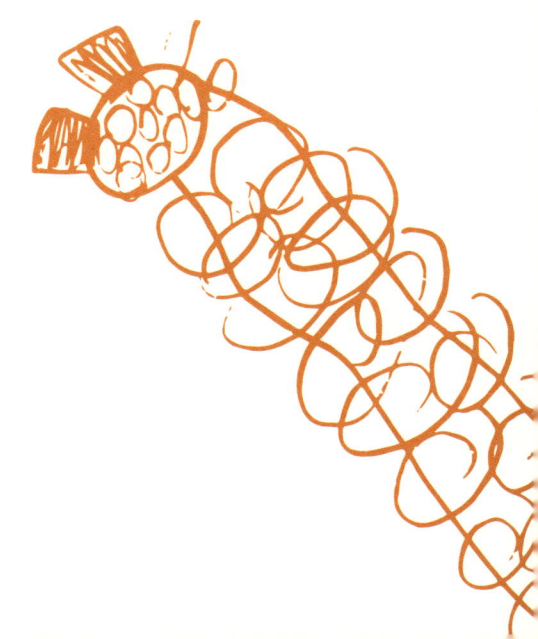

Así se inició nuestro camino

Me cuesta señalar con exactitud el momento específico en el que supe que había algo distinto en mi pequeño Lolo; más bien, me fui dando cuenta poco a poco. Pasé un tiempo parada en el filo de la incertidumbre, con un pie en la inexperiencia y el otro en el miedo. Una parte de mí encontraba excusas y explicaciones para sus comportamientos atípicos; la otra se preguntaba qué estaba mal. Pero hay un recuerdo grabado en mi memoria; el día en que para mí todas mis sospechas fueron confirmadas.

Ese día fui a buscar a Lolo a la escuelita. Me causaba mucha tristeza ir a recoger a mi hijo y que él no sintiera alegría de verme, como los otros niños que corrían a saludar a sus padres. Lolo nunca me miraba cuando yo llegaba a buscarlo ni me respondía cuando lo llamaba. Para conectar con él tenía que estar frente a su cara. Ese día lo cargué y lo acomodé en su silla del carro. Decidí intentar hablarle durante el camino a casa. "Quizás soy yo la que no sabe sacarle las palabras a mi hijo. ¿Cómo te fue, Lolo? ¿Qué jugaron? ¿Qué cantaron? ¿Por qué no me hablas, Lolo? ¿Cómo te sientes? ¿Quiénes son tus amiguitos?". Empecé a hacerle todas las preguntas que se me venían a la mente. Y allí estaba él, sentado en su silla observando a la ventana como si nadie le estuviera hablando. Al llegar a casa le dije a la nana que iría a tomar una siesta y me fui a mi cuarto a llorar. Mi corazón de madre sabía que algo estaba pasando con mi hijo.

Realmente, lo inscribí en la escuelita porque en una cita con la pediatra le dije preocupada que Lolo estaba por cumplir un año y aún no decía ni una sola palabra. Ella sugirió que lo matriculáramos en la escuelita para estimularlo. Dos meses después no había cambios en él, aunque de la escuela tampoco me reportaban que le veían algo diferente, por lo menos nada tan notorio como para notificarlo.

A veces me animaba a comentar algunas de las cosas que veía en Lolo, sin embargo, la gente me respondía dándome a entender que estaba exagerando y que no tenía por qué preocuparme. Ser madre primeriza me hacía dudar de si era yo la equivocada o los demás.

Después del incidente del carro, llevaba noches sin dormir entre lágrimas y angustia, tratando de encontrar respuestas. Mis búsquedas en internet eran: ¿por qué mi hijo no habla? ¿Qué hacer para que tu hijo hable? Enfermedades relacionadas con el retraso del habla...

Viendo para atrás, me doy cuenta de que el habla era el síntoma más fácil de identificar para mí, pero yo sentía que era mucho más. Había una desconexión, una ausencia en su presencia, un vacío que yo no sabía nombrar, y esa sensación en el vientre fue la que me movió a actuar, aun cuando parecía una exageración y nadie más viera nada mal en Lolo.

Recuerdo un día, en mi oficina, cuando entré a la página web desde donde podía ver en directo las actividades de la escuela. A mi hijo lo tenían sentado en una silla de comer y estaba viendo un iPad contra la pared junto a otros dos niños. Volví a entrar un par de horas después y mi hijo seguía allí. Yo estaba en mi trabajo, frustrada. Me fui a la escuela y en ese momento los niños estaban en receso; me senté al lado de la maestra y le pregunté por qué habían tenido tanto tiempo a Lolo viendo una pantalla, y me respondió que a veces era complicado controlarlo. Yo estaba en *shock*. Le intenté sacar más información y le pregunté: "¿no has visto algo raro en Lolo?". Me dijo que no. Le pregunté nuevamente: "¿no te has dado cuenta de que Lolo no hace caso cuando lo llamas de lejos?". Y allí estaba yo, dentro del área de juego de la escuela llamándolo "Lolo, Lolo". Él ni siquiera se había dado cuenta de que yo estaba allí.

Fui a hablar con la directora y le comenté lo que estaba pasando por mi mente. Me preguntaba si en realidad había puesto a mi hijo en manos de "expertos" para tratar de encontrar respuestas a síntomas que, aparentemente, nadie más veía, solo para terminar más confundida y angustiada. Esta fue mi primera gran lección.

Aprendizaje: Aprender a confiar en mis instintos, aun cuando los otros no vean las mismas señales que yo.

Esa mañana, junto con la directora, llamamos a dos centros de terapia para el retraso del lenguaje. Uno nos dijo que no tenían cita hasta dentro de tres meses y el otro respondió que no podían atenderlo sin un diagnóstico o hasta que tuviera tres años. Salí de la oficina de la directora y fui a buscar a Lolo. Lo recuerdo como si fuera ayer. Lo estaba cargando una maestra, yo les pasé al lado y él ni se dio cuenta. Busqué sus pertenencias, lo cargué y me lo llevé al carro. Lloré todo el camino a casa con él sentado atrás. Lolo observaba por la ventana, a lo lejos; su mirada se perdía y yo lo observaba sintiendo culpa, que el mundo se me desmoronaba. ¿Qué te pasa, hijo? ¿Qué tienes? ¿Qué he hecho mal? ¿Cómo resolvemos esto? ¿Por qué yo, Dios? ¿Por qué a mí? Y ahora ¿qué hago?

Un mes después nos fuimos de viaje a Disney con mis suegros. Yo estaba emocionada por ese viaje con mi hijo. Estaba segura de que mi pesadilla se acabaría con toda la estimulación que había allá porque, según la pediatra, lo único que tenía Lolo era falta de estimulación. Ese viaje jamás lo olvidaré, ya que marca un antes y un después en mi vida, porque pasaron dos cosas que hoy recuerdo y me doy cuenta de lo desconectada que estaba de mi hijo, de su cuerpo, de su salud. ¡Cuánto me faltaba por aprender!

Lo primero fue que Lolo estuvo con una fuerte diarrea todo el viaje. Fue tanta que en varias ocasiones tuvimos que lavar el coche que nos habían prestado. Simplemente, pensábamos que la comida diferente le había caído mal. Ahora sé que, con esa diarrea, el cuerpo de mi hijo trataba de decirme a gritos que algo estaba mal. El otro incidente fue más obvio en ese momento para mí. Dos días antes de regresar a Panamá, Lolo estaba subiendo y bajando las escaleras de la casa donde nos estábamos quedando. En una de esas se cayó. Se hizo un chichón tan grande que preferimos llevarlo al doctor. Lo revisaron y no le encontraron nada. Nos dijeron que podíamos viajar sin problema. Pienso que exageré al llevarlo al médico, pero era tan difícil definir qué tan fuerte había sido el golpe. Lolo no lloraba cuando se golpeaba. Nosotros pensábamos ¡*wow*, qué valiente! Pero, desde ese día, comencé una búsqueda más en mis noches de "investigación": ¿Por qué mi hijo no llora cuando se golpea? Mi hijo no siente dolor...

Regresamos a Panamá. Yo estaba confundida, no sabía qué hacer ni qué pensar. Mis noches se hacían cada vez más difíciles. La incertidumbre me mataba; la angustia no me dejaba pensar en más nada que en mi hijo. En ese momento tenía un niño de un año y tres meses que vivía con mocos, que tenía problemas intestinales graves, que no se alegraba al ver a sus padres ni lloraba por dolor. Sin embargo, y a pesar de que le habían dado medicamentos por constantes resfriados desde que tenía tres meses, según su pediatra a Lolo "no le pasaba nada".

Me armé de valor y le dije a Pepe, mi esposo, que teníamos que hacer algo. Buscar respuestas a lo que estaba pasando. Recuerdo una noche en que Lolo estaba dormido en su cuna; yo me había quedado dormida con el celular en la mano. Fui al otro cuarto y vi a Pepe con una Biblia en el pecho; se había quedado dormido. Ese día entendí que ambos sufríamos por dentro, sin saber adónde ir y sin atrevernos a confesar nuestras preocupaciones para no hacernos daño. ¿Por qué nosotros? No dejaba de preguntarme.

Así comienza la historia que hoy les cuento en este libro. En ese momento no me podía imaginar la montaña rusa que estaba por comenzar, ni lo lejos que iríamos a buscar respuestas, ni la fuerza que descubrí en mi interior, ni lo mucho que crecería en el camino. Si estás pasando por una situación parecida, no estás sola, y quiero decirte que hay esperanza, y sobre todo hay belleza en el camino cuando aprendes a soltar la historia de tu ego y a conectarte con la realidad.

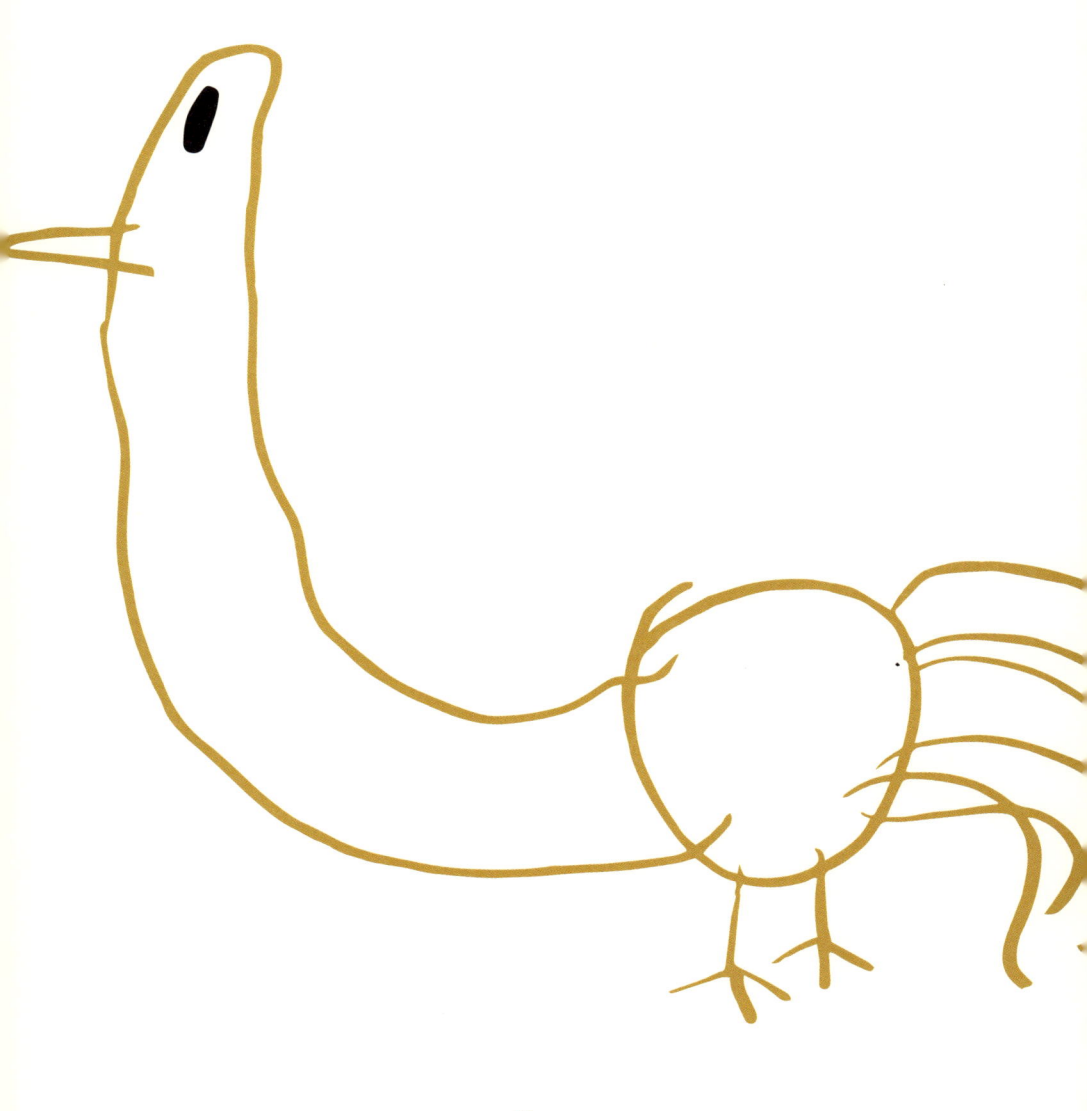

1

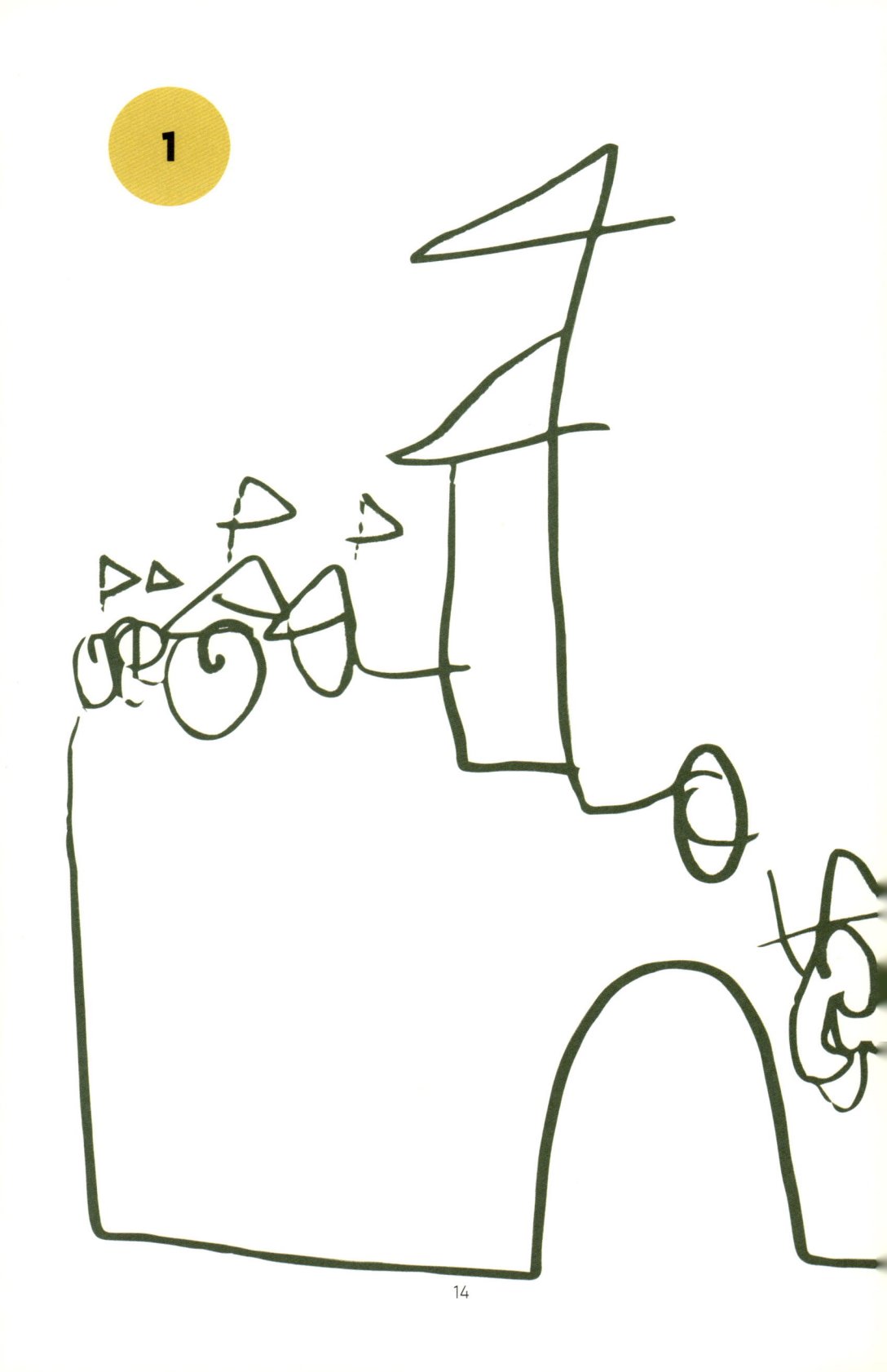

Haciendo una *vida*

Cuando Pepe y yo nos casamos, de verdad que no teníamos planes de tener hijos, o por lo menos queríamos esperar un tiempo. Pepe decía que él no quería tener hijos por miedo a que sufrieran de alguna condición, y yo, por otro lado, supuestamente iba a tener muchos problemas para poder quedar embarazada porque sufría de ovarios poliquísticos. De hecho, dentro de los muchos acuerdos de vida que cada uno de nosotros tenía, ninguno incluía planes para casarse. Cada uno traía su propia historia y sus propias creencias. Creo que los dos teníamos argumentos para defender nuestra posición…, lo que no sabíamos quizás es que la vida tenía otros planes para nosotros.

Recuerdo el día cuando me enteré de que estaba embarazada. Regresábamos de la playa y le comenté a Pepe que me sentía rara. Esa noche le dije que me comprara una prueba de embarazo. Para nuestra gran sorpresa, la prueba salió positiva; yo le dije que era un error y que comprara otra. Él se reía de mí, pero me complació y, pues, la segunda también salió positiva. Llamé a mi doctora y me recomendó que fuera al día siguiente a hacerme un examen de sangre. Creo que ella estaba igual de impactada con esa noticia que yo. Me dijo que podía ser un falso positivo y que era mejor hacerme un examen cuantitativo. Con este podría confirmar si estaba embarazada y tener el conteo de hormonas que había en la sangre para determinar la cantidad de semanas de embarazo. Yo no podía creer lo que estaba pasando. Y es que en realidad ya me había hecho a la idea de que no podría quedar embarazada sin apoyo de tratamientos. Esa noche no dormí porque estaba emocionada, asustada, triste, feliz. Lloraba y reía, iba al baño y luego regresaba a la cama. Y Pepe me dijo: "sí, estás embarazada, duerme y descansa".

¿Cómo estar tranquila si desde mi primera operación de ovarios poliquísticos, cuando tenía 16 años, me habían dicho que a las personas que tienen este síndrome les cuesta mucho tener hijos? Creo que, desde entonces, por cuidar mis emociones futuras, tener hijos no estaba en mi mente. Tomé esa decisión temprano, más para protegerme de una desilusión que como un reflejo de mis verdaderos deseos.

Meses antes de casarme había ido al endocrinólogo, quien me dijo que si en algún momento quería quedar embarazada tendría que recurrir a tratamientos. Me ordenó exámenes de sangre para llevarlos el día de la cita. Tenía un desbalance hormonal increíble, mis niveles de testosterona y cortisol estaban más altos de lo normal. Llegué al especialista luego de muchos años con problemas hormonales. Sufría de ovarios poliquísticos y en algún momento también me dijeron que tenía endometriosis. Ahora me pongo a pensar que ni siquiera entendía mi condición, nunca pregunté nada, simplemente me tomaba los medicamentos que me recetaron. Ningún doctor se sentó a explicarme por qué mi cuerpo funcionaba así… y a mí, pues, nunca me causó mucha curiosidad. Llegué al endocrinólogo porque mi ginecóloga ya no sabía qué hacer conmigo.

Yo recién había regresado a Panamá después de varios años de vivir afuera, de estudiar y trabajar en el extranjero. Durante esos años, sinceramente, nunca cuidé de mi salud, por lo que mi cuerpo fue como una bomba de tiempo. Un día llegué a tener tantos problemas hormonales que interferían con mi vida normal. Cuando llegué al endocrinólogo me explicó que el síndrome de ovarios poliquísticos era un tipo de trastorno endocrino metabólico y que estaba relacionado con la resistencia a la insulina. Me detalló qué hacía cada una de las hormonas que estaban desbalanceadas en mi cuerpo, y por fin entendí por qué mi menstruación a veces venía por meses seguidos y de repente se desaparecía por incluso hasta seis meses. Llevaba años con esto y, además de recetarme pastillas anticonceptivas, nadie me había dado una explicación sobre qué pasaba en mi cuerpo y por qué sufría tanto con la menstruación. También me dijo que el síndrome de ovarios poliquísticos era cada vez más común en las mujeres en edad reproductiva y que muchas veces las mujeres vivían con dolor sin tener siquiera un diagnóstico. Debo admitir que en ese momento de mi vida yo no estaba tan conectada con el tema de la salud. Salud para mí era estar delgada y más nada. El doctor me recetó metformina, me dijo que no debía comer mucha azúcar y que cuando quisiera quedar embarazada, que no me sintiera mal si tenía que recurrir a tratamientos.

La metformina se volvió mi mejor aliada. Mientras que es un medicamento que contribuye a controlar los niveles de azúcar, uno de sus efectos secundarios es que ayuda a adelgazar. No, no estaba subida de peso, pero como la mayoría de las mujeres jóvenes, me encantaba tomar cosas que me ayudaran a mantenerlo, incluso cuando no las necesitaba. Seguí tomando metformina, me casé y, sin saberlo, aparte de ayudar a mi cuerpo a utilizar la insulina de manera efectiva, otro de los efectos secundarios de la metformina era hacer que mi cuerpo ovulara. ¿Fue la metformina la que me hizo quedar embarazada? Pues, no lo sé y tampoco lo sabré. Lo cierto es que me dijeron que si había quedado embarazada tomando metmorfina, lo recomendado era que siguiera tomándola; sin embargo, no recomiendan que se inicie un tratamiento de metformina si una está embarazada.

Hoy me detengo a hacerme algunas preguntas: ¿por qué no preparamos nuestros cuerpos antes de quedar embarazadas? ¿Por qué no planificamos para que el cuerpo esté en las mejores condiciones para iniciar esa jornada maravillosa de crear vida, formarla y sustentarla por 40 semanas? ¿Cómo está nuestra salud general, nuestros niveles de energía? ¿Está nuestro cuerpo preparado y en su estado óptimo para poder crear vida? ¿Cómo nos alimentamos? Estos son temas a los que normalmente no damos mucha atención, a menos que haya algo mal con nosotros. No nos informamos de las condiciones óptimas y sobre la mejor manera de preparar nuestros cuerpos para las exigencias de un embarazo.

Por otro lado, hay niños cuyos padres no tienen el mejor estado de salud y nacen saludables. Es sabido que el bebé en formación toma de la madre los nutrientes que necesite, aun a costa de la salud de ella. Lo ideal sería que esa madre pudiera consumir suficientes nutrientes para mantener su estado saludable y el de su bebé.

Pero, también me pregunto: ¿tenemos una definición suficientemente buena de lo que es estar saludable? Hoy mi definición de salud es mucho más amplia y me preocupa ver que cada vez se normalizan más las alteraciones de la salud y el uso indiscriminado de medicación para tratar los síntomas, en vez de profundizar en la raíz del problema. Un ejemplo claro de esto es el incremento de los problemas gástricos en niños o las clásicas recurrentes infecciones de oídos o incluso las comunes gastritis en adultos.

Y preguntarás por qué hago tanto hincapié en un problema hormonal que se controló con un medicamento, en un libro acerca del autismo. Pues, un estudio del Instituto Karolinska de Estocolmo indica que existe una relación entre el desequilibrio hormonal de la madre y el autismo. Esto no quiere decir que absolutamente todas las mujeres que tienen problemas con la insulina van a tener un bebé diagnosticado con autismo, pero es información interesante que normalmente no está en nuestras manos y que ahora considero muy importante conocer antes de quedar embarazada. Si estás por casarte o planificando un embarazo, te invito a hacer un alto para verificar que todo esté funcionando bien en tu cuerpo, y si no es así, entender qué está mal y qué lo está causando (Karolinska Institutet, 2015).

De hecho, según Gutiérrez (2014), la insulina no es la única hormona que debemos cuidar. Un estudio conducido por la Universidad de Cambridge y el Instituto Statens Serum en Copenhague señala una mayor incidencia de diagnóstico autista en niños que han estado expuestos durante el embarazo a niveles elevados de hormonas esteroides, como la testosterona, la progesterona y el cortisol.

No estoy diciendo que las hormonas fueron la causa del autismo de Lolo. Saber la causa exacta, además de muy improbable, ahora nos ayudaría muy poco. Si escribo sobre esto es porque, entre todas las cosas que he aprendido con Lolo, una de las que más me ha marcado es la manera en la que ahora me relaciono con mi cuerpo, cómo he aprendido a escucharlo, a entender los síntomas como llamados de atención hacia cosas que pueden estar funcionando mal y no como enfermedades que combatir. Me apasiona entender cómo funciona toda la maquinaria de mi cuerpo, cómo todo está relacionado y cómo mi cuerpo siempre trabaja para estar en homeostasis, es decir, en equilibrio, y que solo pide que yo lo ayude dándole lo que necesita para hacer lo que sabe hacer solo, mantener ese equilibrio.

Y, bueno, lo cierto es que cuando confirmamos que, efectivamente, estaba embarazada, me ilusioné. Empecé a planificar a mi bebé y su vida: será un niño sano, aprenderá muchos idiomas, será descomplicado y le gustarán los deportes. Ahora me hace gracia cómo le vamos planificando la vida a nuestros hijos sin siquiera saber cuáles serán sus gustos, su personalidad, y los vamos moldeando, sin darnos cuenta, para que sean lo que nosotros queríamos ser, para que hagan realidad nuestros sueños. Aunque no lo hacemos conscientemente, al imponer nuestras expectativas en los hijos, sin querer, nos convertimos en un obstáculo para que hagan realidad sus propios sueños y sean ellos mismos.

En esa confusión de sueños, nos presionamos y los presionamos para que sean los mejores en todo lo que hacen. Sin darnos cuenta estamos en una competencia social. Todo el mundo quiere tener el niño más guapo, más inteligente, más independiente, mejor portado, que también sea cuadro de honor y el MVP de la liga. Sin haber nacido ya tenemos el miniuniforme del equipo de fútbol y el cupo en la escuela más prestigiosa. ¿Qué tan abiertos estamos a aceptar en nuestros hijos tal como sea que vayan a venir al mundo? ¿Qué tan abiertos vamos a estar en aceptar los caminos que ellos quieran tomar en la vida? Nos dejamos llevar por las presiones sociales que muchas veces nos obligan a tomar decisiones basadas en cómo la sociedad nos va a juzgar o cómo hacer para que nos acepte y admire.

No vamos a cambiar el hecho de que la sociedad siga juzgando, pero te invito a que trates de conectarte con tu instinto, tu sabiduría interior. Te ayudará a darte cuenta de cuando caes en el juego social de convertir a tus hijos en trofeos. Salir del juego te dará paz, te lo prometo. La realidad es que por más que planifiquemos sus vidas, no tenemos el control de lo que nos depara el futuro, ni para ellos ni para nosotros.

Por otro lado, nos sentimos presionadas para seguir siendo las de siempre, porque "el embarazo no es una enfermedad". Queremos demostrar que somos mujeres fuertes, que el embarazo y la maternidad no bajarán la velocidad e intensidad con las que trabajamos por nuestro éxito profesional, por producir más ingresos, seguir socializando al mismo ritmo y ser esposas y madres perfectas. Después de todo, una mujer moderna lo puede todo.

Ahora cuestiono todas estas ideas. Ser perfecta y poder hacer todo ya no son mis metas..., no a costa de sacrificar mi salud, mi bienestar y mi familia.

Creo que una parte de mí sabía que no estaba presente al 100 % en mi cuerpo. Me sentía rara porque no le hablaba a la pancita, tal vez porque estaba desconectada de mi embarazo. Recuerdo que me suscribí en una aplicación que, mes a mes, me decía cómo se iba formando el bebé y las cosas que debía sentir. En ese momento tan importante yo buscaba entender externamente lo que pasaba en mi interior, sin comprender la magnitud de tener una vida creándose dentro de mí y todo lo que me perdía al no conectarme con mi cuerpo y con la personita que allí crecía.

En mi lucha por ser una persona fuerte, me desconecté del momento y no me permití sentir. Ahora entiendo que fue porque esto me hacía sentir vulnerable. La vulnerabilidad para mí significaba debilidad. No me imaginaba que más adelante sería precisamente mi vulnerabilidad la que me permitiría conectar con mi fortaleza.

Estamos acostumbrados a planificar para la parte social de los eventos más relevantes de nuestra vida: nos casamos y planeamos la boda y la luna de miel, pero no nos preparamos para el matrimonio y lo que conlleva compartir nuestra vida y espacio con otra persona. Quedamos embarazadas y planificamos el **baby shower**, los recordatorios para el hospital y la decoración de la habitación en casa, pero ¿nos preparamos para ser padres? ¿Pensamos en nuestras responsabilidades más allá de brindarles un techo, comida y educación a nuestros hijos? ¿Estamos preparados emocionalmente para darles el apoyo emocional que ellos necesitan? ¿Estamos listos para abrir un espacio en nuestras vidas para nuestros hijos, sin agendas, para aceptarlos tal y como son, sin necesidad de que cumplan una lista de requisitos y logros para considerarlos hijos perfectos? ¿Qué tal si nos preparamos un poco más, mental y emocionalmente, trabajando en sanar nuestra historia, para que ellos no sean los que tengan que sanarnos o heredar nuestras heridas emocionales? En mi caso, debo admitir que no estaba preparada, siento que no era consciente del verdadero significado de ser mamá y, sin saberlo, estaba por recibir a mi pequeño maestro.

En realidad no estábamos preparados ni mi esposo ni yo. Por un lado, yo le ponía música a la barriga para que el bebé naciera más inteligente, como sugería la aplicación de maternidad a la que estaba suscrita, mientras que mi esposo me decía que estaba comprobado que los bebés no podían escuchar en el útero. ¡Qué difícil iba a ser criar a un hijo! Ambos veníamos de dos familias con estilos de crianza tan distintos. Sinceramente, nunca habíamos hablado de eso, porque yo ya me había mentalizado a que iba a ser muy difícil tener hijos, y para Pepe el tema tampoco era prioridad, así que, más allá de estar de acuerdo en que no íbamos a tener hijos pronto, no habíamos conversado más.

Cuando estaba embarazada empezaron a mortificarme algunas cosas. Le decía a Pepe que veía a más personas con síndrome de Down y además me había tocado capacitar a varios grupos de personas con sordera. ¿Sería que la vida me quería anunciar algo y simplemente lo ignoré, o que me estaba preparando para que fuera más sensible? Porque la experiencia con esos grupos fue siempre enriquecedora. Entonces me pregunté si habían sido señales.

Hasta ese momento yo consideraba que mi vida era perfecta. Había estudiado en el extranjero y después viajé muchísimo. Tenía un emprendimiento y me había casado con un hombre maravilloso. Pensaba que nada me podía salir mal. Me había convertido en una persona que daba por sentada toda su vida y los regalos que esta le daba. Que era dueña del tiempo y que decidía cuándo y cómo me pasaban las cosas. Pero, para ser mejores personas, la vida debe enseñarnos lecciones valiosas. Ahora no doy nada por sentado y sé agradecer los regalos que recibo, incluso donde otras personas ven dolor.

A las 37 semanas de embarazo yo estaba impaciente por conocer a Lolo y por tenerlo en mis brazos, pero era un deseo de control: yo quería que naciera para conocerlo. No, no me sentía mal, dormía bien en las noches, era simplemente el capricho de querer que estuviera ya aquí en este mundo conmigo. No me imaginaba que una de las lecciones más grandes que Lolo me venía a enseñar era a ser paciente.

Y llegó Lolo, aunque no era su momento.

El 18 de septiembre fuimos a ver a la ginecóloga. Tenía 38 semanas de embarazo y le comenté sobre lo impaciente que estaba. Ella nos explicó técnicas naturales para estimular la labor de parto, me hizo un barrido de membranas y nos recomendó caminar, pero acordamos que si al día siguiente no pasaba nada, nos veríamos en el hospital para inducir el parto. No fue idea de ella, supongo que se sintió presionada por mi insistencia, pero si yo hubiera estado mejor informada, hubiera dejado que la naturaleza, en su infinita sabiduría, tomara las riendas.

El día siguiente fui a cenar con Pepe, nuestra última comida solos antes de recibir a Lolo. El 20 de septiembre me desperté a las 4:00 de la mañana para hacerme un desayuno grande, ya que me habían dicho que no debía comer por si acaso me tenían que poner anestesia o porque podía tener un accidente durante el parto. Calculé el tiempo suficiente para poder hacer la digestión e irme con energía a recibir a Lolo.

Llegamos al hospital a las 9:00 de la mañana; yo estaba tranquila, pero a la vez nerviosa. Me sentía vulnerable y valiente. Me llevaron al cuarto de labor, me indujeron inyectándome una hormona sintética y esperamos a que la labor de parto comenzara. A los 4 centímetros no soporté más el dolor de las contracciones y pedí que me pusieran una epidural. Preferí estar cómoda para poder comunicarme con las personas que estaban acompañándome en el hospital, en vez de conectar con lo que pasaba en mi cuerpo; sentí dolor y de una vez quise aliviarlo. No me había preparado para manejarlo.

Hay técnicas de respiración y masajes, diferentes posiciones, meditaciones, compresas de calor y frío que ayudan a relajar los músculos y que nos pueden apoyar para superar el dolor, pero, sobre todo, ayuda tener una mentalidad positiva y abierta a vivir el proceso. Recordarnos que ese dolor es pasajero y que tenemos la fuerza interior para soportarlo.

Después de la epidural estaba tranquila, feliz de sentirme como si nada estuviera pasando, pero hoy sé que cambié un dolor momentáneo por uno que me acompañaría siempre: el dolor de no haber estado presente y conectada a uno de los eventos más importantes en mi vida, el día que recibiría a la persona que me haría conocerme a mí misma. No quiero decir que la mujer que no sufre ese dolor es menos madre. La medicina ha avanzado para ayudar en los casos cuando es verdaderamente necesario. Lo que quiero proponer es informarnos acerca de las consecuencias que puede tener toda intervención artificial en el proceso de parto, y que estemos seguras de tomar las decisiones adecuadas para cada situación, prepararnos para manejar el dolor naturalmente y estar presentes en esa incomodidad que nos comunica con nuestro cuerpo y con nuestro bebé.

A las 3:10 de la tarde del 20 de septiembre de 2013, nació Lolo. ¿Cómo imaginar que esa personita me llevaría a caminar por el lado más oscuro y a la vez sería quien me enseñaría a encontrar la luz?

El parto fue súper lindo, Pepe me acompañó y me sentía fuerte. Lo había logrado, ¡había tenido a mi hijo por parto vaginal! Qué orgullosa me sentía de mí misma. Recostaron a Lolo sobre mi pecho, nos tomaron la foto, pude disfrutarlo por unos minutos allí y luego me lo quitaron para limpiarlo y pesarlo; probablemente estuvimos allí menos de 20 minutos.

Después del parto se llevaron a mi bebé y a mí me dejaron sola "reposando" en un frío salón de recuperación. Mientras tanto, mi bebé estaba en otro salón como muchos otros bebés sanos, acomodados en hileras de cajas de plástico. Pasaban las horas y yo seguía sin ver a mi bebé ni a mi familia que esperaba afuera. Me sentía terriblemente sola, el peor sentimiento que puede existir.

Mi cuerpo y mi destino en manos de otros que tomaron las decisiones por mí. No estaba contenta, pero pensaba que ese era el procedimiento y me tocaba simplemente obedecer. No tenía la menor idea de lo que entregaba tan complacientemente. Empecemos con lo más básico: la importancia del contacto físico.

Tiffany Field, investigadora del Instituto para la Investigación del Tacto de la Universidad de Miami, estudia las reacciones que desencadena el tacto. Cuando tocamos la piel se estimulan sensores de presión subcutáneos que envían mensajes al nervio vago, que conecta los órganos internos con el cerebro. Esto hace que el sistema nervioso se desacelere, baje el ritmo cardíaco, la presión sanguínea, los niveles de hormonas del estrés y se relajen las ondas cerebrales; además, aumenta la oxitocina, que es denominada la hormona del amor y que ayuda a crear un vínculo emocional. ¿Acaso no suena a que, después de un trabajo de parto, esto sería necesario? Para Romero (2021), el contacto físico entre una madre y su bebé ayuda en la recuperación postparto, a promover la salud en general y a crear el lazo materno infantil.

Más aún, el parto es el primer trauma del ser humano. Así es, nacer es una experiencia traumática y el contacto madre e hijo ayuda a la reparación de ese trauma. Le dice al cerebro del bebé que aunque ya no está en un ambiente conocido y con todas sus necesidades resueltas, este nuevo ambiente también es seguro, y en los brazos de su madre encontrará calor, comida y un latido de corazón familiar para reconfortarlo.

Entiendo que hay situaciones en las que se debe intervenir en esos procesos naturales para salvaguardar la vida de la mamá, la del bebé, y en algunos casos la de ambos. Sin embargo, siento que es importante escribir sobre esto porque hoy estoy más consciente de la importancia del tema. Damos por sentado el parto e incluso todo el proceso postparto, entregando nuestros derechos a otros. Pocos profesionales médicos se esfuerzan por informar y defender el proceso natural, y como mamás tampoco investigamos ni nos informamos. Mi invitación sería a que busques esa información; los avances de la neurociencia confirman cada vez más lo que las tribus más primitivas saben por experiencia. El contacto entre madre e hijo es vital para el bienestar y el lazo conector entre ambos.

Después de un poco más de dos horas me subieron a la habitación. Estaba desesperada por estar con mi bebé, con mi familia, con mis amigos, quienes habían ido a darle la bienvenida a Lolo, pero, para mi sorpresa, no lo trajeron al cuarto hasta casi las 6:00 de la tarde, por más que habíamos dicho que queríamos hacer lactancia exclusiva, que mi hijo nació con todos sus niveles normales y que mi esposo llamó miles de veces para que lo trajeran.

Recuerdo que el enfermero que lo trajo me dio una breve charla de cómo cambiarlo, cómo limpiarle el ombligo y cómo darle pecho, y después de terminar la charla se fue. Lo primero que hice fue tratar de que se me pegara al pecho para poder alimentarlo. Qué momento tan frustrante, yo una madre primeriza, inexperta, había recibido una charla de probablemente menos de diez minutos sobre qué tenía que hacer con mi bebé.

Esta es otra poderosa razón para no separar a los bebés de sus madres durante el postparto. Las hormonas que se liberan en el parto, y luego, cuando el bebé hace contacto piel con piel con su madre, ayudan a estimular la producción de leche materna. La oxitocina es una hormona que se asocia con la disposición de cuidar al bebé. También se encarga de estimular la prolactina, la hormona que a su vez estimula la producción de la leche. La succión del bebé en las primeras horas después del parto ayuda a aumentar los niveles de esta hormona y además que suba la leche.

Tuve la dicha de tener un esposo que pudo ver más allá de mi frustración; sabía lo importante que era para mí amamantar, agarró con cuidado la cabecita de Lolo, colocó su boquita en mi pecho y me ayudó, mientras me aseguraba que yo sí iba a poder alimentar a mi bebé.

En las siguientes semanas muchos llegaban y me preguntaban si había podido dar pecho y seguían con algo como "yo no pude, le di fórmula y míralo qué sano está" o "es muy doloroso dar pecho, tampoco sufras, cualquier cosa, le das leche en polvo" o "que no quede con hambre, cualquier cosa le das fórmula". ¿Por qué en vez de empoderarnos simplemente nos dicen "dale leche en polvo"? Siento que por desconocimiento ignoramos nuestra naturaleza y cambiamos nuestros instintos por los consejos que nos enseñan a desconectarnos de los sentimientos más esenciales de la vida. No escribo esto para que las madres que no hayan podido dar pecho se sientan mal. De hecho, a Lolo la enfermera le daba leche en polvo que la habíamos comprado "por si acaso"... y muchas veces le dio sin mi consentimiento.

Educar a la mamá en la importancia de la lactancia es un trabajo que se debe hacer como parte de la preparación para el nacimiento, no es una conversación ni una decisión que se hace cuando el bebé ya nació. Incluso recomendaría visitar a la Liga de la Leche o conversar con tu pediatra, si consideras que está actualizado con la información sobre lactancia.

Más allá de la conexión, también está la importancia de la salud. Yo no sabía nada de esto, sabía que era importante la lactancia materna, pero ¿por qué es importante? ¿Cómo afecta la salud intestinal que un bebé tenga que digerir algo que no es natural, cuando sus sistemas todavía están inmaduros? Son preguntas que hoy me hago. Sin hablar de los anticuerpos que pasan por la leche. ¿Sabías que la composición de la leche materna cambia durante el día? En la mañana tiene una carga importante de azúcares para dar energía y en la noche se suben los niveles de serotoninas para ayudar a relajar al bebé al final del día.

Cuando tuve a Lolo me sentí feliz, fue una alegría grande y, sin embargo, debo admitir que me sentí un poco rara: ¿Dónde estaba el sentimiento inmediato de "doy la vida por ti"? ¿Dónde estaba el sentimiento inmediato de "sé qué es lo que tengo que hacer como madre?". No me lo tomen a mal; sí, claro que quería a mi hijo... pero nos hablan de este maravilloso día de parto y no nos dicen sobre lo vulnerables que nos sentimos ni de cómo aprovechar esa vulnerabilidad para conectar con ese momento, o cómo aprovechar todo lo que naturalmente debería pasar en nuestro cuerpo para que esas emociones se activen.

Como ya he dicho, no estoy en contra del apoyo médico. Tampoco quiero iniciar una discusión sobre las madres que no han podido dar pecho y sí sienten ese instinto de madre automáticamente. Menciono estos temas para hacer referencia a la ciencia y cómo podríamos manejar naturalmente el embarazo y el parto. Y claro que, cuando es necesario, deberíamos intervenir con todas las herramientas y procesos médicos. Lo que propongo es tomar una decisión informada y conocer los pros y los contras de nuestras decisiones.

Hoy me pongo a pensar en el día que fui a dar a luz. Yo decidí cuándo nacería Lolo. Él quizás aún no estaba listo para venir a este mundo. No puedo volver atrás ni gano nada con darme de latigazos por lo hecho, pero si pudiera volver a hacerlo, no iría contra la naturaleza.

Primeriza y no empoderada

"Agarra al bebé así", "no te sale leche", "pobrecito, se queda con hambre", "déjalo llorar", "lo estás malacostumbrando a tus brazos", "ya debe estar durmiendo solo", "dale Tylenol, seguro está llorando porque le duelen los dientes…".

Son tantos consejos que una recibe, que comenzamos a pensar: "soy madre primeriza, no sé nada". Dejamos nuestra responsabilidad y nuestro poder en manos de los demás, en vez de aprender a comunicarnos con nuestros instintos. La naturaleza es infinitamente sabia y debemos sentirnos empoderadas con la certeza de que somos los mejores padres para nuestros hijos y que sabemos qué es lo mejor para ellos.

Qué difícil y doloroso es dar pecho, pero es más difícil y más doloroso si nos sugieren abandonar a la primera dificultad, y nos convencen de que lo mejor y lo más fácil es comprar una lata de leche, en lugar de enseñarnos a cómo celebrar la maravilla de nuestro cuerpo. Y no quiero tampoco hacer sentir mal a las mamás que no han podido dar pecho, pero siento que muchas veces esto es por falta de empoderamiento, de encontrar la calma para conectarnos con nuestro cuerpo y de saber que nacimos y fuimos creadas para que podamos alimentar a nuestros hijos.

Cuando iba a nacer Lolo yo decía que no tenía que prepararme para ese día, pues naturalmente sabría qué tenía que hacer. Eso probablemente es cierto si uno está conectado con su cuerpo y si deja a los procesos de la naturaleza ser. Puedo decir que, en mi caso, aprendí que, si iba a tener otro hijo, tenía que prepararme, informarme y además confiar en mí, sentirme segura de lo que haría, y que tomaría siempre las mejores decisiones para nuestra familia.

Mis primeros días como mamá

El 23 de septiembre regresé a mi casa con un bebé al que yo debía cuidar y que eventualmente me llamaría mamá.

Yo quería ser una mamá moderna. No pensaba que hacer un alto en mi vida era necesario por haber tenido un bebé. No quería ser de esas mamás que iba a estar como loca desinfectando todo; no, yo quería que pudiera dormir con ruido o con luz, y que no marcara nuestro horario, por lo que tampoco quería crearle una rutina demasiado estricta que, luego, si salíamos, tenía que dejar todo y regresar a casa porque solo se iba a dormir en su cuna, o porque si no lo bañaba a cierta hora no dejaba de llorar. Y una vez más digo: A Lolo lo mandaron para mí. Qué ilusa yo, que pensaba que podía controlar cómo sería todo, no solo en mi vida, sino incluso en el desarrollo de Lolo. Pero también era una lucha en casa, porque había cosas que yo sentía que quería hacer como mamá, pero la práctica decía que estaban mal: por ejemplo, que durmiera con nosotros... es que luego se iba a acostumbrar. Y en el fondo a mí no me importaba que se acostumbrara a dormir conmigo. Me encantaba dormir con él, verlo a mi lado era lo más lindo de mis días y hasta me daba sueño cuando lo acostaba sobre mi pecho.

Ser mamá en el hospital y luego regresar con esa personita a casa es un sentimiento complejo. Me hacía la pregunta muchas veces: ¿Cómo se hace? Pero, para mi suerte (o no) caí en el juego de contratar a una enfermera para que cuidara a Lolo esos primeros días en casa. Si bien es cierto que estoy agradecida por todas las cosas que hizo por nosotros y por Lolo, siento que tener una persona que dice saber más que tú de tu bebé nos empieza a separar muy temprano de esa conexión con él. Me acomodé tanto en la figura de la enfermera, que dejé la salud de mi hijo en manos de terceros. Siento que yo ni hacía el esfuerzo para leer el cuerpo de mi hijo, porque entre la enfermera y la pediatra me decían lo que tenía que hacer o darle.

Ahora pienso que muchas de las cosas que planifiqué para Lolo las hice para lograr satisfacer las expectativas sociales, simplemente para impresionar. Nos da orgullo decir que ya duerme solo o que duerme toda la noche o cuánto come. Lo vemos como sinónimo de ser buena madre, cuando ninguna de esas cosas en realidad nos convierte en mejores madres. Un bebé necesita sentir la cercanía de sus padres para estar seguro, no aprender a dormir solo en un cuarto. Evolutivamente eso no tiene ningún sentido. No sobrevive el que aprende a dormir solo. Este aprendizaje hace más fácil la vida de los padres, que empiezan a gozar noches de sueño reparador, pero ¿a qué costo emocional para ese niño? Hoy reflexiono en cuántas decisiones tomamos por las razones equivocadas, impulsados por nuestra comodidad o por llenar las expectativas sociales.

Considero que muchas veces hay una lucha con el ego que nos desconecta de las cosas que realmente son importantes en la vida. Aquellas que nos hacen entender que estamos aquí y ahora. Que nos sintonizan con el hecho de que no sabemos si existirá el mañana, y el gran regalo que es darnos la oportunidad de disfrutar el presente.

Me acuerdo de mis primeros días como mamá y sigo aprendiendo de ellos. Hay lecciones de esos días que las he aprendido ahora que reflexiono para escribir sobre ellas. Entender que hice lo mejor que sabía en ese momento fue lo que me hizo dejar de juzgar mi trabajo como mamá, y perdonarme fue importante para poder seguir haciendo mi trabajo lo mejor que puedo.

¿Por qué Lolo está aquí para mí?

Ser mamá ha cambiado mi vida. Cuando Lolo nació yo estaba ansiosa por ser "la mejor mamá". Cuánta responsabilidad nos ponemos nosotras mismas, ¿no? Y luego empiezas a ahogarte en la sociedad y necesitas "entrenar a tu hijo para que sea el mejor hijo para ti..., y claro, para la sociedad". De repente te das cuenta de que tu hijo no se está desarrollando igual que los otros niños... que es "raro". El mundo se desmorona y allí piensas: "nunca tendré el hijo perfecto, ese con el que soñé", sea cual sea la etiqueta.

La vida definitivamente me cambió. Sin embargo, ahora que empiezo a aceptar "lo que es", estoy segura de que soy una mamá perfectamente creada para mi hijo y que no lo cambiaría por uno "mejor" que el mío.

Lolo vino a este mundo a enseñarme la realidad. A enseñarme que los "te quiero" no tienen que ser escuchados: se sienten. A sus dos años mi hijo no me dice te quiero, pero lo siento cada día de mi vida.

Lolo vino a este mundo a enseñarme que hay tiempo para todo. Me ha enseñado a dejar pasar momentos que soñaba que fueran "perfectos" y simplemente no fueron nada cercanos a "perfectos"... pero fueron nuestros.

Lolo me ha enseñado que no importa qué tan difícil sea, siempre hay una manera de lograrlo. Me ha enseñado a no hacer de mi vida una agenda (esto me lo ha enseñado muy bien). Justo cuando pensaba que tenía mi vida planeada, viene Lolo y me cambia todos los planes para que mi vida sea AÚN MEJOR.

Lolo está aquí para mí. Me ha enseñado que los momentos especiales se encuentran donde sea, en una bañera, al cambiar un pañal o simplemente cuando él se despierta; sí, cuando abre los ojos y sonríe... ¡qué momento tan especial! No necesito estar en el lugar perfecto para sentirme en el cielo.

Lolo vino a enseñarme que la felicidad nace de la simplicidad; que no hay necesidad de juguetes de lujo para ser feliz.

Lolo está aquí para mí. Solía estar muy ansiosa por la incertidumbre, trataba de controlar todo lo que ocurría en mi vida. Vivía con plan A, B, C y a veces D. Y entendí que la vida es incierta. Que todo pasa por una razón. Que está bien no tener planes y que está bien vivir el presente.

Lolo está aquí para mí y ninguna otra mamá hubiese sido tan perfecta como yo para él. Lolo está aquí para mí y amo cada una de las cosas que ha venido a enseñarme. Cuando él nació yo estudiaba las mejores maneras para "entrenarlo y convertirlo en el niño perfecto"..., y él, sin planificar, me ha entrenado para ser la mejor versión de mí.

— Melanie, 20 de octubre de 2015

2

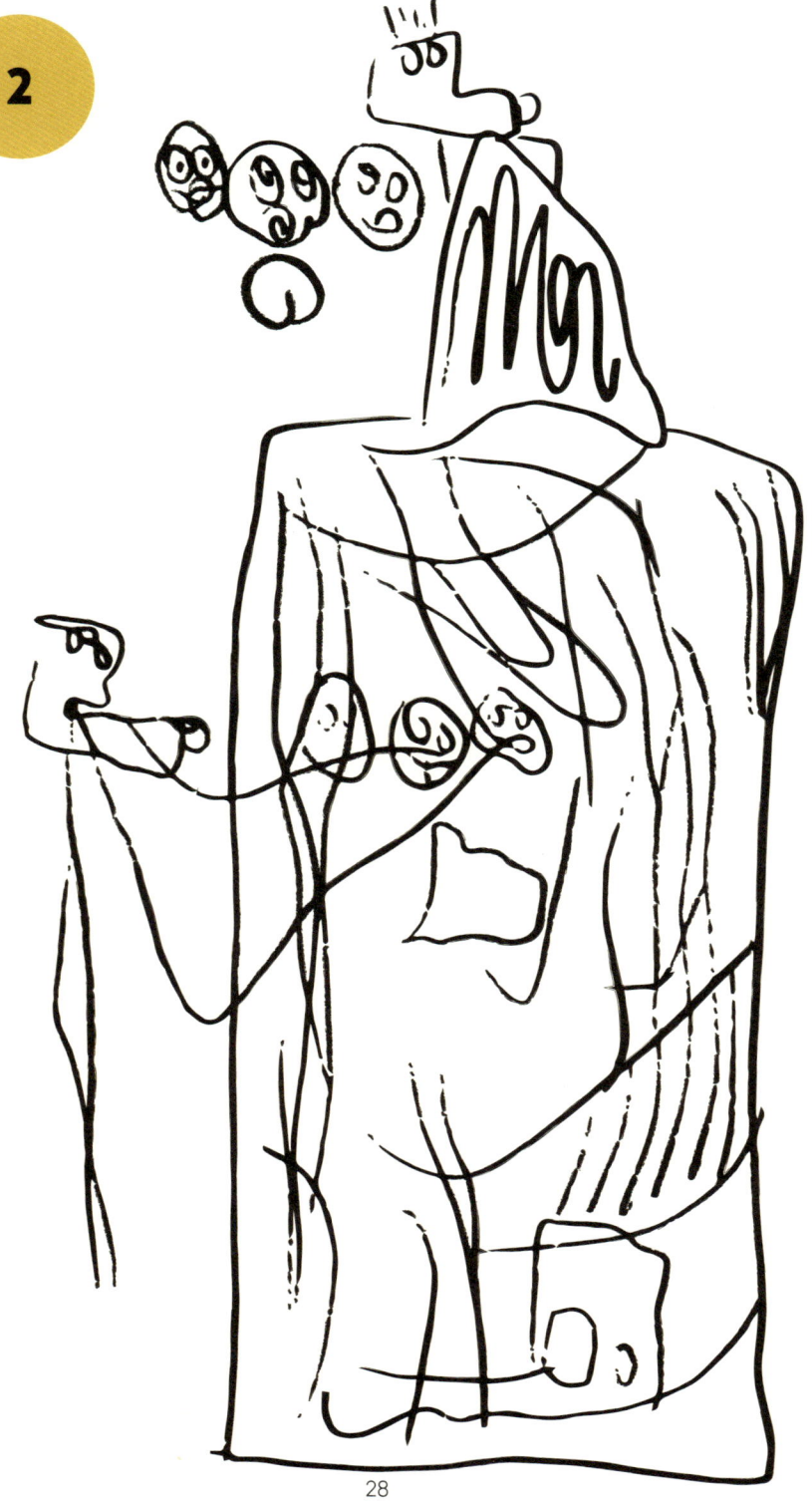

Definiendo el autismo
(aunque un poco complejo, ¡aquí voy!)

En la mayoría de las respuestas a mis investigaciones nocturnas me encontraba con el término "autismo". Mucha de la información que leía mencionaba que para diagnosticarlo había que descartar la sordera. Yo estaba perdida. Autismo era un término del que, para ser honesta, no sabía mucho. Había escuchado de él por primera vez, probablemente en 2012, cuando me enteré de que una amiga de una amiga había hecho una especialización en autismo, sin embargo, conocía muy poco de eso.

En mi búsqueda para ponerle nombre a lo que tenía Lolo, aprendí que los diagnósticos varían de acuerdo con el especialista que lo ve. La primera paidopsiquiatra me dijo que veía a Lolo bien, que ella no percibía que tuviera nada de lo cual preocuparme, pero que me recomendaba estar atenta y regresar cuando cumpliera los dos años. Pensarás "qué alivio que te digan que no tiene nada"; sin embargo, lo defino como un falso sentimiento de tranquilidad, porque en el fondo yo sabía que mi hijo era diferente. Yo me preguntaba cómo en una cita de 45 minutos, en la que él se portó de maravilla, la doctora podía saber que no tenía nada. Esto lo escribo sin ánimo de demeritar el trabajo de la paidopsiquiatra; lo que quiero decir es que ponemos el 100 % de nuestra confianza en los médicos y nos despreocupamos de lo que sentimos, de lo que nuestro cuerpo trata de decirnos. Este diagnóstico no nos convenció y decidimos seguir buscando. Nosotros sentíamos que Lolo era diferente y por más que se sentía bien escuchar que no nos tendríamos que preocupar, en realidad seguimos preocupándonos.

He hablado con otras mamás, algunas incluso con niños de entre cuatro y siete años, que aún no tienen un diagnóstico para sus hijos. Muchas me han comentado que el doctor les tiene identificadas algunas banderas rojas a su hijo, sin embargo, aún no pueden saber con certeza qué tiene.

Diagnosticar autismo no es tan fácil, y es que no existe una prueba de sangre ni una máquina que pueda determinar si la persona tiene la condición o no. Esta varía en severidad y cada caso es distinto. La manera de diagnosticar autismo es básicamente a través de una evaluación del desarrollo y pruebas específicas hechas por pediatras especialistas en neurodesarrollo, neurólogos pediatras y psicólogos pediatras o psiquiatras pediatras.

Para hablar sobre el diagnóstico y poder entender lo complejo que es, quise referirme a dos psicólogas. A ellas les hice preguntas que tantas mamás me han hecho a mí y que yo misma me hice muchas veces al iniciar este camino.

Ana Elisa Villalaz fue una pieza clave en nuestro camino, ella es psicóloga clínica, psicoterapeuta y *health coach*. Fundadora de Logros, un centro de terapia integral, y creadora de The Global Autism Summit. Ana Elisa fue la persona que me animó a seguir buscando respuestas en el campo biomédico para mejorar la salud integral de Lolo y seguir viendo mejoras en sus síntomas autísticos. Una profesional con mente abierta que logra comunicarse no solo con el paciente, sino que además empodera a los familiares.

ENTREVISTA CON ANA ELISA VILLALAZ

¿Cómo se entrega un diagnóstico de autismo?

Hay una forma especial para hablarles a los padres cuando uno está entregando un diagnóstico. Tiene que ser de una manera tal que ayude a que esos padres entren en un proceso de duelo, pero un proceso de duelo que sea de resolución positiva, porque hay diferencia entre duelo patológico y duelo saludable. Yo estudié ocho años en México y recibí entrenamiento en cómo dar un diagnóstico que desarrolle un proceso de duelo positivo. Eso tiene una manera de cómo se ve, cómo se dice, cómo uno explica. También tiene que ver con la sensibilidad de la persona que entrega el diagnóstico y yo te puedo decir que soy muy cuidadosa de decirles la verdad a los padres. Cuando estoy hablando, les advierto que les voy a decir algo que les va a doler mucho, y es que a mí me duele mucho también. Yo no quisiera que alguien me tuviera que dar esa noticia, y estar en la posición de tener que dar la noticia duele. Si los pacientes supieran cuántas veces uno va al baño y llora y se seca la cara y se maquilla, y todo para entregar el resultado; es doloroso porque uno sabe el camino difícil que va a tener que pasar esa familia. La verdad para la persona que entrega el diagnóstico es difícil. Por eso hay muchos profesionales que no entregan el diagnóstico. Aunque saben cuál es, no lo dicen, o dicen: "esto parece que fuera autismo, hay rasgo, pero vamos a esperar tres meses, cuatro meses para ver". La verdad es que son meses que se pierden porque los padres no agarran la fuerza para empezar a hacer la terapia, para buscar ayuda con la intensidad que se necesita.

Una cosa que yo hago es, primero, advertirles de que les voy a dar una mala noticia para que ellos se preparen. Lo que ocurre en el cuerpo de las personas es que las defensas se levantan... si están demasiado altas las personas no pueden comprender lo que les estoy diciendo. Pero cuando las defensas están en un punto medio, la persona puede comprender aunque no puede sentir mucho en el momento. Uno tiene que decir las cosas específicas; por ejemplo, yo digo a los padres "encontramos esto y se resuelve haciendo esto y esto". Siempre explico de qué manual viene el diagnóstico, qué pruebas se le aplicaron y qué miden esas pruebas, para que los padres tengan una comprensión de que se hizo un trabajo cuidadoso, con detalle, para llegar a esa conclusión diagnóstica. Aunque en esa cita usualmente no van a entender todo en detalle.

Cuando a uno le dan una mala noticia, uno no entiende todo. Se necesita tiempo para procesarla.

Otra cosa que les pregunto a los padres es si han pasado por la muerte de algún familiar o experimentado algún evento traumático en la vida. Porque una historia son las personas que han tenido un evento duro, y otra cosa son aquellas que pasan por algo difícil por primera vez, porque el apoyo que van a necesitar es diferente.

Las personas siempre me preguntan cómo escoger al médico para esto. Yo les aconsejo escoger a uno que sea *heart centered,* que esté centrado en el corazón. Cuando tú te sientas con ese médico, chequea la sintonía para ver si esa persona te está sintiendo. Ese es el profesional que si no sabe qué hacer, te va a ayudar a encontrar qué hacer o con quién conectarte. Y esa persona, si te está sintiendo, va a poder ser más atinada en las palabras que usa para hablarte, para ayudarte a abrir tu entendimiento. Eso es importante en la persona que diagnostica, tiene que abrir la trocha para que los padres puedan abrir el entendimiento, para que se movilicen en búsqueda de ayuda, y no que la persona caiga en un cuadro depresivo y entonces nunca lleve al niño a terapia, o nunca busque ayuda… y es el otro extremo que lamentablemente ocurre. Uno tiene que ser suave, claro y directo. Esto es un problema grave, va a tener que hacer un gran esfuerzo para que pueda lograr un resultado.

¿Por qué el autismo es tan difícil de diagnosticar?

A veces la sintomatología no es tan clara para ubicar al niño en una categoría específica. En ese grupo de diagnóstico hay muchos síntomas compartidos con otras condiciones y pueden pasar años para finalmente confirmar que el niño no tenía autismo… lo que tenía era un déficit atencional tan severo que no podía aprender a hablar. Hay un margen donde nadie se quiere equivocar, porque no le quieres dar una mala noticia a una familia para luego tener que decir "me equivoqué".

Es importante hacer evaluaciones con diferentes profesionales para ver si todo el mundo llega a la misma conclusión. Tenemos formaciones distintas y nuestra comprensión del funcionamiento y comportamiento humano son diferentes. Cuando pones todos los cerebros de profesionales juntos, logras condensar la información, ver en qué coinciden y luego llegar a una conclusión. Esto es cuando los diagnósticos son de leves a moderados. Cuando los diagnósticos son severos tú ves a un niño y ya no hay nada que hacer; ya sabemos el diagnóstico.

¿Cómo definirías el autismo?

Es un desequilibrio interno y es sistémico, es decir, afecta todo el sistema de la persona. No es un problema en una sola parte del cuerpo, no es un problema en el cerebro, en la conducta, en el neurodesarrollo, sino que es un problema sistémico… y no es que sea un problema *per se*, es que hay un desequilibrio que está generado por muchos factores y puede tener muchas explicaciones. Lo que uno trata de lograr con los tratamientos en conjunto es llevar al cuerpo a un nuevo equilibrio para que este pueda entonces producir y desarrollar el lenguaje, la conducta, la autorregulación emocional, y todo el trabajo que el cuerpo tiene que hacer para poder funcionar adecuadamente y dentro de la sociedad. Pero, desde mi punto de vista, es un problema producido por una pérdida de balance.

¿Qué fue lo que te hizo estudiar otros factores que podrían estar influyendo en el autismo?

Yo soy muy sensible; cuando estoy cerca de una persona a la que le está pasando algo, que está enferma, yo puedo sentir que algo no está bien. Soy muy observadora y muy curiosa, y siempre quiero saber por qué está pasando lo que está pasando. Recuerdo el caso de un paciente con el que fui a la cita con la neuróloga, ya que aún muchas veces acompaño a mis pacientes a sus citas con la neuróloga para poder intercambiar puntos de vista. El EEG estaba perfecto, los exámenes de sangre perfectos y el cuerpo parecía perfecto. Pero este niño no hablaba, no aprendía, no se podía comportar bien, no podía regular sus emociones, y me pregunté ¿cómo el cuerpo puede estar perfecto? ¿Cómo es posible que no haya ningún problema y el cuerpo no funcione? ¿No produce lo que tiene que producir? Ese fue mi primer cuestionamiento y allí me dije "es que esto tiene que tener una cuestión física, esto no puede ser porque sí". Entonces, como Dios sabe cómo hace cada cosa, entré en un período de mi vida en el que empecé a tener problemas de estómago, me enfermé... tuve que empezar a estudiar qué pasaba con mi cuerpo. Cada vez que iba al médico solo me decía que era una gastritis, pero no era gastritis. "Quizás tiene **Helicobacter pylori**... pero no, no tiene". Y como seguían sin encontrar la causa, tuve que ponerme a estudiar. En ese tiempo, yo comía y mi estómago se distendía. Un día estaba con un paciente y vi cómo, al comer, a su estómago le pasaba lo mismo, y me dije "esto tiene que ser algo del estómago" porque yo me empezaba a sentir muy mal, físicamente me fui deteriorando porque no me recuperaba de lo que me estaba pasando.

A mi clínica llegó una doctora con su hija con autismo. Yo, atendiendo a su hija, salí del consultorio y le dije "mira, tu hija tiene la barriga igual que yo, y yo estoy enferma, no sé bien qué tengo, pero estoy enferma del estómago hace tiempo. Algo debe estar pasándole a su estómago y se debe sentir mal", porque había días que yo no me podía levantar de la cama de tanto dolor de estómago. Esa doctora también empezó a estudiar y me fue enseñando a medida que iba encontrando información. Eventualmente, mi cuerpo colapsó y estuve mucho tiempo en cuidados intensivos y me operaron. Resultó que tenía una apendicitis crónica, algo que no le pasa a casi nadie, y además, el apéndice estaba metido debajo de los intestinos. Tuvieron que hacer una cirugía de muchas horas, y nunca me voy a olvidar del doctor que me hizo la cirugía, porque yo estaba entubada y él estaba sentado, llorando a lado mío porque casi me fui de sus manos, y me dijo: "tú tienes que ser una persona importante, que tiene algo que hacer en el mundo". Siempre recuerdo sus palabras, que me llenaron de fuerza para tolerar todo lo que vino después. Entonces tuve esa peritonitis y para poder recuperarme físicamente tuve que estudiar nutrición. Como la mayoría de la gente no sobrevive a la peritonitis, no hay mucha información sobre cómo recuperarte, así que tuve que inventar cómo hacerlo. Cuando entré al

Institute for Integrative Nutrition en Nueva York, se me abrió una puerta de información impresionante, estudié medicina ayurvédica, la medicina oriental, hasta que me pude recuperar al 100 %.

Cuando yo estaba en el proceso de recuperación hubo momentos en los que, por ejemplo, me sentía tan mal que no podía comunicarme con los demás; estaba agotada. Tenía energía para ir a trabajar y regresaba a acostarme. Hubo un periodo en el que olvidaba las cosas. Como tengo ese espíritu de investigadora, empecé a relacionar cosas que les pasaban a mis pacientes. Pude ver cómo se sentían esos niños. Yo me ponía debajo de la ducha y me dolía cuando me caía agua en el cabello. Después de experimentar eso, sentía, por ejemplo, el dolor que sienten los niños cuando les cortan las uñas; a mí también me llegó a doler. Allí me dije "esto tiene que ver con eso". Todos los biomédicos que necesité en mi vida aparecieron. Fui a un congreso en Luxemburgo, participé en una investigación que se hizo con un equipo de España, y fui a Luxemburgo a las primeras conferencias sobre los trasplantes fecales, una conferencia sobre microbioma humano. Cuando vi el aporte que estábamos haciendo para el mundo, me subí en ese avión de regreso… es más, iba al hotel y no podía dormirme y preguntaba "Dios mío, ¿para qué tengo que enterarme de esto en lo que tanta gente no cree?". Muy poca gente cree en la biomedicina, y no le sirve a todos los pacientes, porque esa es la otra cosa. Hay pacientes que han ido a biomédicos y no les funciona. No es que ese estilo de ayuda le funcione a todo el mundo, pero una cosa me quedó muy clara en ese vuelo cuando regresé a Panamá. Después de mucho preguntar "Dios, dime", me di cuenta de que las personas tienen derecho a saber todo lo que existe en el mercado, todo lo que se ha inventado, todo lo que se ha descubierto, y por eso hice el Global Autism Summit ahora, porque me dije que la gente tiene que poder escuchar, que conozca otras opciones y no deje de considerar tratamientos porque no sabía que existían. La realidad es que en autismo hay una frase que usamos mucho: "un niño con autismo es un niño con autismo". Para algunos algo es un milagro y para otros es un veneno... pero la vida es así. La postura que yo tomé es que mi trabajo va a ser compartir a todos los que pueda todo lo que yo he aprendido, porque aunque sea que haya un paciente que se beneficie, ya vale la pena. Sé lo que es ir al médico y que no sepas qué te está pasando. En mi experiencia de vida sé cómo se siente, yo sé lo que están pasando esas familias.

¿Qué piensas sobre el incremento en los casos de autismo?

La verdad es que he escuchado de gente que se queja de que hay más casos porque ahora los médicos quieren etiquetar a todo el mundo, y la verdad es que sería maravilloso si fuera así, si el aumento fuera porque los médicos y los psicólogos quieren diagnosticar gente. Pero es lamentable, porque hemos estado desde hace tantos años en los salones de clases y atendiendo al público que se acerca a buscar ayuda, e ido viendo cómo progresivamente han ido aumentado los casos. Te puedo decir que yo, hace 15 años, entraba a un salón de preescolar y encontraba solo a un niño con diagnóstico, y ahora entro a un salón de clases y está mi paciente, y está un niño con equis problema y otro niño con otro problema, y por lo menos hay de cinco a siete niños que tienen algo, que necesitan apoyo. Para nosotros es triste que cada vez haya más niños con dificultades. En los últimos años se han estado haciendo muchas investigaciones para entender qué es lo que está ocurriendo y uno verifica la estadística; nosotros consideramos que es una situación epidémica, pero no hay un consenso en la explicación, cada especialista opina diferente según su área y eso hace más difícil atinar en los tratamientos, porque hay muchos factores que considerar.

¿Cuál sería una ruta recomendada? Siento que mi hijo tiene autismo... ¿por dónde empiezo?

Lo primero es el instinto materno. Una madre sabe cuando algo le está pasando a su cría. Si sientes que algo le está pasando a tu niño y vas donde un médico, el pediatra, y él te dice que no te preocupes porque tal cosa, ¡no hagas caso a la gente que te dice que no te preocupes! Sí, preocúpate... nunca descalifiques tu percepción. Yo creo que eso es lo que hace la diferencia entre la mamá que espera, y a una edad más avanzada logra llegar a alguien que la escucha, *versus* una mamá que presiente que algo le pasa a su bebé, y no deja de buscar y no se conforma con un "no te preocupes". Con todas las madres que he trabajado por tantos años, para mí es muy claro que las madres pueden sentir cuando algo está pasando.

¿Cómo hacer si yo siento que algo pasa, pero mi esposo no piensa igual?

Un proceso importante que debe ocurrir en una pareja. Es importante para la madre explicarle a su pareja que se acuerde de que ese bebé ha estado en su cuerpo por muchos meses y es como una extensión, esa sensación le está avisando que tienen que hacer algo más. Ha de haber una comunicación con un respeto, porque se vuelve el escenario de respetar lo que la otra persona está percibiendo. De todas las madres que yo he atendido, si acaso una ha estado equivocada y todas las demás tenían la razón.

(Villalaz, A. comunicación personal, 26 de octubre de 2020).

Natalia es neuropsicóloga con una maestría de neuropsicología en la Universidad de Salamanca, España. Tiene experiencia en el sector privado y público, por lo que pensé que era interesante conocer su opinión, ya que ha ejercido en ambas realidades. Parte de su trabajo ha sido en el Centro Ann Sullivan de Panamá, una entidad sin fines de lucro que ofrece recursos, servicios y apoyo a la población con condición de autismo y otras discapacidades cognitivas.

ENTREVISTA CON NATALIA LÓPEZ

¿Cómo organizas tu cita cuando vas a recibir a una familia que te llama porque piensa que su hijo tiene autismo?

Generalmente, yo recibo familias después de que los chicos ya han pasado por una serie de pruebas. Algo que he notado cuando no saben aún si el chico tiene autismo, es que la mayor preocupación es saber cómo le fue en la sesión. Los papás preguntan si respondió, si lo que hizo lo hizo bien, cómo se portó... Lo importante en este punto con los padres es no darles información que no se puede confirmar. Les explico que yo necesito ver todo el cuerpo, y hasta ese punto solo he visto la mano, y que tengo que hacer un análisis completo para poder dar mi punto de vista. Y es que los padres, cuando inician este proceso, piensan que porque la especialista lo está viendo ya me puede decir por dónde vamos con este caso. Es importante tener contención y no acelerar conclusiones antes de contar con suficiente información.

¿A qué edad consideras que ya se pueden ir viendo rasgos de autismo?

Uno de los rasgos que se puede observar en los bebés es el contacto visual. Desde que son bebés podemos ver signos de alarma, no necesariamente de autismo, pero alarmas de que el niño no va desarrollándose dentro de la norma. Hay que utilizar los hitos del desarrollo para saber qué es normal y qué no es normal, y por más que todos somos únicos y especiales, hay que entender que hay cosas que debemos cumplir en ciertas etapas de la vida. A veces el pediatra o la familia dicen: "es que el papá también habló tarde". Hay una edad para la adquisición del lenguaje, para empezar a balbucear. Desde los siete meses podemos empezar a ver que este bebé no hace contacto visual, risa refleja, seguimiento de la mirada. Signos de alarma que no necesariamente son síntomas de autismo, pero que nos están diciendo que algo va como raro y debemos buscar qué es; puede ser un retraso en el desarrollo, puede ser algo visual, puede ser algo auditivo. Pero lo importante es no esperar a los dos o tres años con la idea de que se va a normalizar. "Es que él ahora se monta en el tren y se normaliza". Lo importante si veo esos signos de alarma es ir al pediatra y preguntarle. Y qué bueno que haces este libro, porque así también el familiar sabe, porque a veces uno espera mucho del especialista, y si este no está a tono, entonces no te das cuenta, y tú como madre o padre estás creyendo totalmente en el especialista. Es importante que el padre también pueda decir: "doctor, es que yo he visto, he leído y yo sé que los niños a tal edad deberían estar haciendo equis cosa, ¿eso no es raro?". Es importante para uno como paciente, y a todos nos toca ser pacientes, conocer, estar empoderados. Es importante que la familia esté empoderada.

¿Cuáles son los rasgos que usualmente no ves en niños que son difíciles de diagnosticar?

Lo que va a costar será la parte social, es decir, los niños que son más difíciles de diagnosticar lo más probable es que sí responden al nombre cuando los llaman, hacen contacto visual, no mucho, pero bastante durante las conversaciones. Tienen lenguaje, aunque no muy fluido, pero pueden conversar. Lo que más va a dificultar es la parte de la socialización. Porque esos niños probablemente juegan con sus hermanos o sus primos o con los niños que han crecido con él... pero cuando los pongo en otra situación, a jugar con otros niños, no saben cómo acercarse a ellos. Allí es donde puedo ver que quizás no saben cómo decirle al amigo que quieren jugar. Las dificultades en la parte de la socialización son las que hacen más difícil diagnosticar a estos niños, y son muchos de los niños que estamos viendo ahora. Usualmente se ve cuando el niño empieza el prekínder, cuando las maestras se dan cuenta.

¿Qué tan tarde estás viendo los diagnósticos?

El sistema de salud influye en determinar a qué edad un niño es diagnosticado. En nuestro sistema de salud, aquí en Panamá, vemos usualmente niños de entre seis y nueve años, que ya han iniciado los problemas en la parte social en el colegio; no solo la familia ha visto algo raro, sino también los maestros. El problema es que lo primero que pasa cuando está empezando esa ruta de ser diagnosticado, es que no lo refieren a un neuropsicólogo, y lo primero que hacen es mandarle exámenes (CAT, electro, exámenes de sangre). Muchos padres tienen que hacer estos exámenes, que no son económicos, y les toca combinarlos entre el sistema público y privado. Esto puede tardar hasta dos años... y en vez de diagnosticar a los cinco años, son niños que ya están escolarizados en edades de seis a nueve años.

Cuando yo empecé el proceso de diagnóstico con Lolo nadie me mandó exámenes de sangre. Sí me mandaron electroencefalograma, ¿eso es nuevo?

Si el neurólogo o el pediatra están en sintonía, sí deberían mandar una serie de exámenes, incluyendo una evaluación neuropsicológica. Ahora en Panamá está disponible el examen ADOS-2 y ADI-R, la prueba por excelencia para diagnosticar el autismo. Esta prueba no está disponible siempre y aún no se utiliza en la salud pública. Pero es la más adecuada para tener un diagnóstico más preciso.

¿Qué les recomiendas a los padres que aún no tienen un diagnóstico?

Lo importante no es encasillarse en conseguir el diagnóstico específico, sino conocer cómo es mi hijo. Si parece que es autismo y no me lo han confirmado, pero la psicóloga me dice que tiene problemas atencionales y de memoria, entonces yo tengo que trabajar en esas áreas. A veces pasa que nos enfocamos mucho en el diagnóstico, pero un diagnóstico por sí solo no me dice más nada. Yo necesito saber el perfil de este niño, cómo es, cuáles son sus fortalezas, qué le cuesta. Aquel que aún lucha con el diagnóstico, que se enfoque, mientras lo consigue, en tener información más general sobre cómo está el resto de las funciones sociales y cognitivas de su hijo, porque a partir de eso se va a trabajar. Pasa igual con los adultos cuando tienen una demencia... qué tipo de demencia tienen, o retraso cognitivo o discapacidad intelectual... Mientras consigues un diagnóstico, lo importante es seguir en la búsqueda. Si sabes que tu hijo tiene una dificultad, averigua cuál es el perfil para saber cómo apoyarlo para que avance. No te detengas hasta conseguir el diagnóstico.

¿Por qué es tan complejo diagnosticar el autismo?

Es complejo porque no tenemos una causa única científicamente comprobada y que se repite en todos los casos. Por eso se vuelve complejo. Hay una gama tan alta y tan grande de posibilidades que pueden llevar al desarrollo del autismo *versus* síndrome de Down, que es una alteración del cromosoma..., no hay otra opción..., es solo un camino. El autismo no se va a desarrollar ni reflejar igual en cada persona que lo tiene. Ojalá supiéramos cuál es la causa precisa, porque al conocerla tendríamos un camino determinado.

¿Qué otras condiciones consideras que son las que más comparten síntomas con el autismo, que quizás hagan que sea complejo el diagnóstico?

El autismo tiene mucha comorbilidad con otros trastornos del neurodesarrollo, lo que hace que, al inicio, cuando los niños son chiquitos, se confunda con un retraso en el desarrollo. Que con el paso del tiempo algunas cosas se van estabilizando y otras no. Por eso el DSM (manual diagnóstico y estadístico de trastornos mentales) cambia el diagnóstico a trastorno del espectro autista y ya no hace la diferencia entre autismo y ásperger... porque cuando existía la división era aún más complicado diagnosticar. Ahora hay un gran paraguas y se divide en el nivel de severidad. El autismo también se puede confundir con problemas de aprendizaje en el sentido de que puedo tener un problema de comprensión verbal, no entiendo lo que leo, lo que me dicen... pero no necesariamente es porque tengo autismo. Tal vez si trabajo terapia de lenguaje voy acomodando los síntomas y ese es un trastorno que podemos corregir.

El autismo también tiene mucha comorbilidad con el TDAH (trastorno por déficit de atención e hiperactividad). No quiere decir que uno va a creer que un niño con déficit de atención tiene autismo, pero es uno de los trastornos que uno quiere diferenciar, y aquí un ejemplo de esos que son más difíciles, porque el niño puede desarrollar su lenguaje, su contacto visual, pero tal vez es un niño que se distrae mucho. Igual pasa con la epilepsia; los focos epilépticos son altos en la población con autismo y, sobre todo, en el autismo severo. Hay veces que los padres llegan a la consulta no por el autismo, sino por los síntomas epilépticos, que tienen este tema de crisis de ausencia, o algún ataque convulsivo en la parte más extrema.

(López. N, comunicación personal, 10 de diciembre de 2020).

Tomando en cuenta que diagnosticar es complejo, la pregunta es: ¿tenemos números reales sobre la cantidad de casos de autismo que hay hoy en día? Sería realista pensar que no. Yo he leído muchos libros y artículos; he tenido la oportunidad de ir a congresos de autismo y de medicina, y en lo que todos parecen estar de acuerdo es en que los casos de autismo van en aumento. Según un artículo publicado a finales de 2019 por la Organización Mundial de la Salud, uno de cada 160 niños en el mundo tiene autismo, y en un artículo del CDC de Estados Unidos, publicado el 30 de marzo de 2020, se reportan los números de un estudio que hicieron en 2016 que reveló que uno de cada 54 niños en Estados Unidos fue diagnosticado con autismo. Busqué en varias páginas oficiales para confirmar los números y varían, pero, tampoco es importante, porque igual los números no son exactos..., por ejemplo, mi hijo no está dentro de esos números porque no está ni siquiera oficialmente diagnosticado, al igual que muchísimos otros niños que tienen autismo y que no lo están.

Entre los artículos que consulté se señalan varias razones por las cuales se sospecha que los números van en incremento, y hacen referencia a que ahora hay más conciencia sobre la condición, mejores herramientas de diagnóstico, mejores reportes que recopilan esta información y, una causa que me preocupa mucho, la expansión en los criterios de diagnóstico. ¿Tanto como para que haya un incremento de 178 % desde el año 2000? Y ¿por qué me preocupa? Porque mientras sigue el incremento de los casos de autismo, y aun cuando es la discapacidad de desarrollo de más rápido crecimiento en Estados Unidos, y probablemente a nivel mundial, todavía no sabemos realmente qué lo causa, y mientras existen muchísimos estudios sobre diferentes factores de riesgo que están siendo relacionados con el autismo, esos factores aún no están recibiendo suficiente atención (Neggers, 2014).

Cuando yo estaba en el colegio no me llamaban la atención las ciencias. La biología y la química no despertaban mi curiosidad, pero Lolo me ha hecho estudiar el funcionamiento del cuerpo e incluso buscar la historia de las enfermedades. Considero que la historia nos puede ayudar a entender mejor dónde estamos parados.

La palabra autismo viene del griego *autós* que significa "propio" o "uno mismo", y el sufijo *ismo* que forma sustantivos abstractos que denotan cierta tendencia, es decir, que es la tendencia a estar "en uno mismo". La palabra fue utilizada por primera vez por un psiquiatra llamado Eugen Bleuler a principios de 1900. El Dr. Bleuler estudiaba las diferentes formas de la demencia precoz y en uno de esos estudios utilizó el término para describir a un paciente esquizofrénico que estaba bastante aislado. Mucho ha pasado desde entonces y mucho seguirá pasando. Cuando empecé a tratar de entender el autismo y buscar respuestas a mis miles de preguntas, descubrí muchísimas cosas, y quizás todo eso me ha motivado a querer contar nuestra historia. Sobre todo dos cosas que me marcaron mucho y me llenaron de esperanza:

La neuroplasticidad. La primera noción de que el cerebro adulto podía cambiar fue publicada en el año 1964. Hasta ese momento se creía que los cambios estructurales del cerebro solo podían ocurrir hasta edades muy tempranas. No fue hasta 1985, gracias al trabajo de una mujer llamada Marian Diamond, que publicó un estudio del cerebro de Einstein, que esa noción fue confirmada; la plasticidad del cerebro o neuroplasticidad era un concepto prometedor. Se refiere al potencial que tiene el sistema nervioso para cambiar, es decir, que el cerebro puede desarrollar nuevas maneras de funcionar, por ejemplo, en el caso de un accidente o un cambio de circunstancias que lo requiera, o incluso como respuesta a un nuevo aprendizaje. Ahora se sabe, por ejemplo, que el cerebro de una mujer cambia físicamente durante el embarazo, y desarrolla regiones que necesitará para cuidar a su bebé (Diamond, Scheibel, Murphy Jr y Harvey, 1985).

Aunque el cerebro adulto es capaz de cambiar, desarrollando nuevas rutas neuronales para mejorar su funcionamiento, el cerebro de un niño es muchísimo más plástico. Esta fue una de las razones por las que tomé la decisión de hacer muchos tratamientos, algunas veces a la vez. Para mí esto era una carrera contra el tiempo y la neuroplasticidad del cerebro de Lolo es el cronómetro.

Estudiar sobre la neuroplasticidad me llevó a darme cuenta de que existen procesos bioquímicos específicos que posibilitan esos cambios. Y si hay procesos bioquímicos involucrados y la neuroplasticidad habla sobre el sistema nervioso en general, entonces entendí que tenía que ampliar mi enfoque y ver el autismo como una condición del cuerpo, no solamente del cerebro. Lo que me lleva también a otro punto que me marcó muchísimo.

La importancia de la salud intestinal. El Dr. Zach Bush, médico de Estados Unidos, que cuenta con una certificación triple en medicina interna, endocrinología y cuidados paliativos, y quien aporta muchos conocimientos en congresos acerca del autismo, sugiere en su página web https://zachbushmd.com, que en el epitelio intestinal se produce hasta el 50 % de la dopamina y el 90 % de la serotonina del cuerpo, y siempre aclara que no todo está en el cerebro. De hecho, no es secreto que el estómago está considerado el segundo cerebro. El estómago tiene redes neuronales que están directamente conectadas con el cerebro y contribuyen con el equilibrio del organismo. Pero esto no lo descubrí hasta que pasé por todo lo que usualmente pasa una familia que trata de entender qué tiene su hijo, así que antes de entrar en el detalle sobre cómo integré este conocimiento en nuestras vidas, continuaré con mi historia sobre cómo fui entendiendo el significado del autismo.

ALGUNOS COMPORTAMIENTOS OBSERVABLES DEL AUTISMO

Estos comportamientos no necesariamente indican autismo, pero pueden ser señales:

- Agitar los brazos y/o las piernas
- Apretar los dedos de las manos y/o los pies
- Estremecerse repetidamente
- Caminar en la punta de los pies
- Sentarse con la espalda encorvada
- No hacer contacto visual
- No señalar
- No reflejar sonrisa
- Parpadear repetidamente
- Apagar y encender luces
- Mecerse, dar vueltas o saltar repetidamente

Por lo general, lo primero que te sugieren que hagas cuando tienes sospechas de que tu hijo tiene autismo es descartar sordera. Esto se hace con un examen llamado potenciales evocados, que determina si el cerebro está recibiendo las señales visuales, táctiles y auditivas del sistema nervioso.

El siguiente paso es ir a un neurólogo que probablemente ordene un encefalograma para ver cómo está la actividad eléctrica del cerebro y descartar epilepsia, desórdenes del sueño y otras condiciones.

Paralelo a eso, nosotros decidimos hacer exámenes genéticos, que no son parte del diagnóstico común, pero nos darían la paz de descartar algún problema genético.

Muchas veces me llaman papás de niños con condición para preguntarme sobre los tratamientos que le he hecho a Lolo. Y sí, la verdad siento que he hecho muchísimos. Sin embargo, a todos los que me llaman les sugiero lo siguiente:

1. Respira profundamente. Empieza a entender que esto no lo vas a resolver en 1, 3 ni 10 días. Esto es un camino, y es mejor que lo aceptes ahora para que no te canses tan rápido. Cuida tus energías.
2. Encuentra un especialista que pueda hacer un análisis extenso de lo que está pasando con su cuerpo. A pesar de que fuimos a muchos médicos que le ordenaron laboratorios a Lolo, no fue hasta que llegamos a un especialista integral que empezamos a entender con mayor claridad lo que le estaba afectando. En nuestro caso,

fue Omar La Rosa, a través de bioenergía y EAV. Además, recientemente conocí a Luminara Serdar, quien hace un reporte de todo el cuerpo para evaluar qué está causando su mal funcionamiento, a través de pruebas musculares (kinesiología).

EAV: Electroacupuntura, de acuerdo con Integrative Therapies, es un método de diagnóstico y tratamiento bioenergético no invasivo con base en acupuntura, biofísica y electrónica. Fue inventado en 1953 por el Dr. Reinhold Voll y sus colaboradores. Usando un dispositivo se mide la energía de varios puntos de acupuntura de los pies y las manos, obteniendo información precisa sobre el estado energético de los sistemas o meridianos del cuerpo. El propósito es identificar las causas del desequilibrio para corregirlas.

3. Cuando entiendas lo que está ocurriendo en el cuerpo de tu hijo o hija, entonces haz un plan de acción.

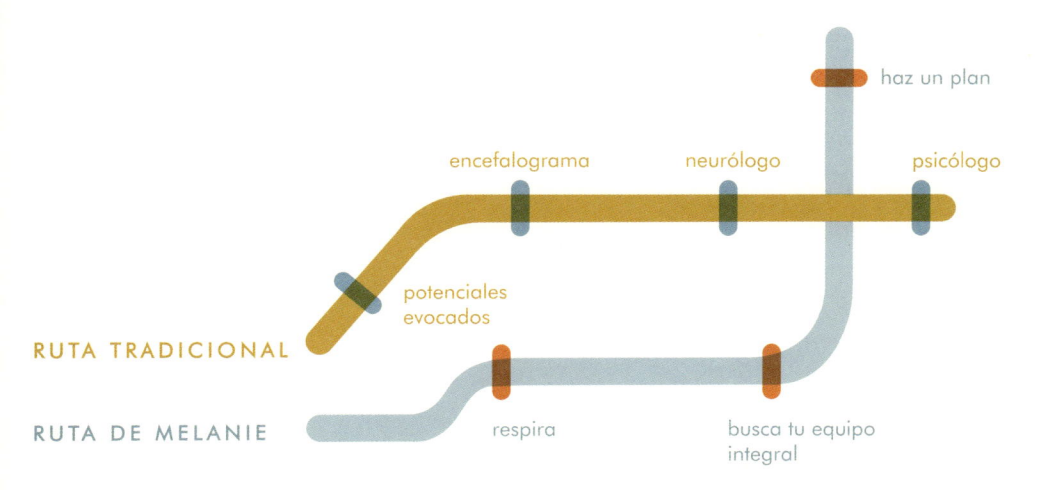

RUTA TRADICIONAL: encefalograma — potenciales evocados — neurólogo — psicólogo — haz un plan

RUTA DE MELANIE: respira — busca tu equipo integral — haz un plan

Lo más cómico de todo esto es que en cada uno de esos pasos, que asustan, lo que más temíamos era el hecho de que nos confirmaran que era autismo. Creo que el día que le hicimos el primer encefalograma a Lolo yo rogaba que fueran convulsiones y que con medicinas ya se nos acabara la pesadilla. Ya sé, ya sé... no sabía lo que estaba diciendo. Tengo amigos con hijos que tienen convulsiones y no es una situación fácil.

Llevamos a Lolo con una neuróloga que nos dio nuestro primer diagnóstico: "trastorno generalizado del desarrollo", o como yo decidí llamarlo desde muy temprano en nuestro camino "preautismo" o "autismo, pero, para que a los padres no les duela tanto". Por cierto, luego me enteré de que en la "Guía de Criterios de Diagnósticos del DSM - V" de la Asociación Americana de Psiquiatría (2014), se eliminó la utilización del TGD, ásperger e incluso autismo, y todo pasó a ser trastorno del espectro autista. Pero ¿entonces debí haber recibido el diagnóstico de autismo de una vez? En nuestra experiencia, si los síntomas no son muy claros, se les informa a los padres que existen algunas banderas rojas, que son un conjunto de síntomas que van formando un cuadro de diagnóstico, pero que para dar un diagnóstico definitivo es necesario evaluar la evolución.

Considero que la comunicación tiene que ser clara y directa con los padres para darles dirección, y es que es tan difícil actuar si no sabes en qué estás metido. La ruta es que si el niño claramente tiene autismo, entonces se procede a diagnosticar, si no, depende de cómo evoluciona cada niño. En ese caso pasa a un diagnóstico amplio al que se le llama "espectro autista". Sin embargo, todavía escucho a padres decirme que acaban de ser diagnosticados con ásperger o TGD, y veo cómo se sienten aliviados al decir que su hijo no tiene autismo, que tiene TGD, y me pregunto si es temor del doctor que les diagnosticó.

La neuróloga también nos dijo que ese trastorno podría ser causado por unos picos anormales que aparecían reflejados en el encefalograma de Lolo, en el lóbulo frontal izquierdo, y le recetó un medicamento anticonvulsivo. Sí, sin tener convulsiones, pero ese es el protocolo.

Cuando llevamos a Lolo con otra neuróloga para buscar una segunda opinión, nos dijo que tenía un retraso en el lenguaje. Nos confirmó que el protocolo del medicamento anticonvulsivo era lo que se hacía, pero como Lolo ya no tenía esos picos anormales en el encefalograma, no le volvió a recetar nada. Por más que le insistí en que Lolo tenía otros síntomas, me dijo que todos los otros síntomas pertenecían a diferentes condiciones, que era muy temprano para diagnosticar con seguridad. Que lo único que ella podía sugerir en ese momento era terapia.

Luego de esto, cada terapeuta nos daba un diagnóstico distinto: retraso en el lenguaje, déficit de atención, trastorno sensorial, atrasos en motricidad fina y afectación en motricidad gruesa. Además, nos gastamos muchísimo dinero en exámenes genéticos y cada vez que nos entregaban un resultado, nos recomendaban investigar más a fondo.

Las palabras de mi esposo, muy temprano en este camino y por sus investigaciones nocturnas, fueron: "no importa qué condición tenga Lolo, y es que no importa si una persona tiene síndrome de Down, autismo o un retraso mental, le tendremos que hacer terapia". Eso hicimos. Mientras lográbamos entender qué tenía y por qué, seguimos haciéndole diferentes terapias como ocupacional, de lenguaje y física. Mi esposo también había leído que era común que un infante que había sufrido infecciones de oído recurrentes y oídos tapados por líquido por un período mayor a 6 meses, fuera diagnosticado con trastorno generalizado del desarrollo.

Pero ¿qué significaba esto? ¿Cómo afectaba nuestras vidas? ¿Cómo hacíamos para manejar a un niño con este trastorno? ¿Cómo se veía nuestro futuro? ¿En algún momento iba a ser una persona independiente? ¿En algún momento se iba a poder comunicar con nosotros? Y la respuesta a todo esto es: no se sabe, porque cada niño es diferente, cada cuerpo es diferente, y cada niño con un trastorno generalizado del desarrollo y/o autismo tiene síntomas distintos y se desarrolla diferente.

Si ya de por sí es difícil ser padres, si no venimos al mundo con un librito bajo el brazo de "cómo operar", a nosotros se nos agravaba la situación al enfrentarnos con una realidad que, con el pasar del tiempo, nos dimos cuenta de que ni los médicos podrían darnos luces de cómo manejarla.

El recorrido con Lolo me ha enseñado a darle importancia al *gut feeling* y entender que los especialistas son un acompañamiento en este caminar. Cambiamos varias veces de pediatra, no porque no tuvieran las respuestas que queríamos escuchar, sino porque no tenían nada que aportar, y aunque entendíamos que su especialización había llegado hasta ese punto (pues es poco lo que se enseña de autismo en la medicina alopática), sí necesitábamos profesionales dispuestos a acompañarnos a intentar diferentes cosas. El autismo es una condición que aún está en estudio y nosotros estábamos dispuestos a ser parte de este estudio.

Hemos tenido la dicha de encontrar especialistas fenomenales, personas que nos han empoderado y permitido conectar con nuestros instintos de padres. También con personas que aceptan no tener la respuesta definitiva de nuestro "problema", pero que han caminado junto a nosotros y han estado dispuestos a investigar y ayudarnos a entender qué está pasando y cómo podemos procurar una mejor calidad de vida para Lolo y para nosotros.

Y PARA MÍ ¿QUÉ ES EL AUTISMO?

Cuando Julieta, mi editora, me comentó que sería buena idea incluir en el libro una definición mía de lo que es el autismo, sabía que sería una de las partes más controversiales y complejas de escribir para mí.

El autismo me ha llevado a conocer sobre la ciencia sin estudiarla "formalmente", y como dije antes, nunca me interesaron la biología ni la química, sin embargo, hoy en día me apasionan. También me ha llevado a buscar respuestas en otros tratamientos, países y profesionales distintos que tratan de manera holística el cuerpo, la mente y el espíritu.

Es importante señalar que lo que escribo en este libro es solamente mi opinión personal, mis vivencias y experiencias que, gracias al autismo de Lolo, he podido aprender. No busco crear protocolos ni tratar de convencer a nadie sobre una verdad absoluta. No creo en verdades absolutas. Escribo este libro ahora que mi hijo tiene siete años, con el fin de compartir nuestro camino. Ha sido definitivamente una montaña rusa de emociones. Hemos tenido días buenos y otros no tan buenos; días cargados de felicidad y esperanza, y otros de tristeza profunda y falta de fe. Hemos aprendido a leer la felicidad de Lolo a través de sus ojos y también aprendido a leer en sus ojos llorosos su frustración. Llevamos años buscando respuestas a nuestras miles de preguntas y seguimos aún este camino sin saber cómo terminará, pero ya no solo pensamos en el final, sino que más bien disfrutamos el trayecto. Me causa satisfacción cuánto he aprendido y es por esto que decidí dividir mi definición de autismo en los tres puntos de vista que para mí abarcan la mayoría de las facetas de esta condición: **1. Medicina alopática o convencional. 2. Medicina funcional o alternativa. 3. Nuestro camino espiritual.**

1. Medicina alopática o convencional

Estaré eternamente agradecida con la medicina convencional, esa que se practica en los sistemas de salud de la mayoría de los países de América. Gracias a ella, mi mamá, que tiene esclerosis múltiple, está hoy viva y ha podido disfrutar a sus nietos y verlos crecer. Sin embargo, en nuestro camino con Lolo, llegó un momento en el que lo único que nos ofrecía la vía convencional era medicarlo por un posible trastorno de déficit de atención e hiperactividad, porque, sí, esos eran otros de los síntomas que presentaba. Y no puedo negar que muchas veces lo consideramos. Era la salida más fácil y menos traumática para nosotros sus padres. Era tan normal escuchar a conocidos hablar sobre sus hijos que estaban medicados porque eran hiperactivos y porque así se podían concentrar mejor en la escuela, que estuvimos tentados, pero pensamos en los efectos secundarios que podrían provocar las medicinas en su cuerpo, efectos que, por cierto, nadie nos mencionó tampoco, pero para ese entonces ya había aprendido mi lección y buscaba la información por mi cuenta.

Luego nos cuestionamos ¿cuánto es normal que un niño se mueva? Ningún doctor nos lo explicó tampoco. Y ¿realmente los niños están hechos para estar tranquilos tanto tiempo? ¿No será que más bien es poco natural para un niño pasar tanto tiempo sentado y estructurado? Después de todo, su naturaleza es moverse. Esto nos llevó a pensar sobre la normalidad de las personas. ¿Qué es ser normal? Y si no encajas en esa "normalidad" entonces, ¿qué eres?... ¿anormal?

Mis noches, hasta que Lolo tenía dos años, las pasaba investigando directamente sobre el autismo. No me sentaba a leer la definición de autismo desde aquellas noches. Y ahora que releo no sé cómo me tardé tanto en entender que el cuerpo es un organismo maravillosamente complejo, en delicado equilibrio y con sistemas que dependen unos de otros para funcionar óptimamente. Somos seres integrales y el funcionamiento de todos nuestros órganos influye en nuestro comportamiento.

Según la página web de la Clínica Mayo: "Los trastornos del espectro autista no tienen una única causa conocida. Considerando la complejidad del trastorno y el hecho de que los síntomas y la gravedad varían, probablemente haya muchas causas. La genética y el medio ambiente pueden influir".

De hecho, me quedo con la pregunta de por qué no hay un protocolo de diagnóstico inicial establecido en la "medicina convencional" que descarte o confirme algunas de las posibles causas del autismo, como la intoxicación con metales pesados, afectaciones por vacunas, disbiosis intestinal y otras que, ya se sabe, pueden activar esta y otras condiciones.

Las vacunas son un tema sumamente controversial. No es mi intención que este libro sea una guía para buscar culpables del autismo ni mucho menos crear campañas, pero me toca hablar porque cuando decidí hacer el libro dije que sería un corazón abierto al escribir todo nuestro proceso. No creo que haya padres que en su búsqueda de entender el autismo no se hayan encontrado con artículos que culpan a las vacunas. En lo personal, no soy una persona antivacunas; considero que en algún momento se hicieron para combatir enfermedades importantes, sin embargo, siento que se nos salió de control. Y es que lo que más me cuesta entender es cómo absolutamente todos los medicamentos que utilizamos tienen efectos secundarios, pero nuestros pediatras no nos hablan de ellos, más allá de la fiebre, al administrar una vacuna. Lo otro que para mí no tiene sentido es cómo hay una dosis específica incluso para medicamentos que se venden sin receta médica, pero para las vacunas se ha vuelto algo de *one fits all* (algo que se adapta a todos). Allí está mi tema, no creo en absolutamente nada que sea *one fits all* cuando hay muchos factores que influyen en cómo un cuerpo puede reaccionar a una sustancia externa.

Ni siquiera creo en que la comida "saludable" lo es para todo el mundo. Las almendras las considero un alimento saludable, pero hay personas a las que les causan alergia o que son sensibles a ellas. De hecho, ¿sabían que algunas vacunas contienen proteína de huevo? Les ponemos vacunas a nuestros hijos sin saber si ellos son alérgicos a la proteína del huevo. ¿Cómo exponemos a nuestros hijos a esto sin estar conscientes?

Y no es solo autismo; en mi búsqueda para entender el cuerpo de Lolo y lo que estaba pasando en él, encontré un libro que se llama *Vaccine Friendly Plan*, escrito por Jennifer Marguilis y el pediatra Paul Thomas. Ellos comentan que, aparte de autismo, hay un incremento exponencial en otros problemas relacionados con el cerebro de los niños, incluyendo el déficit de atención, ansiedad y depresión. Y aunque la genética es parte de la ecuación, consideran que estamos envenenando los cerebros de nuestros niños en una etapa de sus vidas en la que están más vulnerables, en la que se están desarrollando más rápido, exponiéndolos a químicos no suficientemente probados y a neurotoxinas.

Como especifican muchos doctores que están conscientes del posible daño que están causando las vacunas, antes de decidir vacunar a tus hijos debes investigar qué contiene y cuáles son las posibles formas en que esa vacuna va a interactuar con el cuerpo de tu hijo o hija. Además, se recomienda hacer un plan para ponerla, cuántas poner, e incluso medir si los beneficios que tiene esa vacuna en específico son más grandes que el efecto secundario que puede causar.

Muchos médicos concuerdan con el hecho de que no se conocen las causas del autismo, mas niegan cualquier tipo de relación con las vacunas e incluso ignoran a otros médicos que hablan sobre la relación del autismo con la dieta. Si aún no hay causas identificadas, ¿no deberíamos estudiar estos factores?

Inicialmente, ninguno de los especialistas que vimos nos habló sobre la importancia de la alimentación, sobre la posibilidad de que Lolo tuviera una intoxicación severa causada por metales pesados, moho, o incluso un desbalance en la flora bacteriana (disbiosis) causada por el alto consumo de medicamentos como los antibióticos. Ninguno de los especialistas que visitamos en los primeros años nos habló sobre cómo influyen en nuestra salud el ambiente en el que vivimos, la polución o las intoxicaciones ambientales, lo que consumimos, el uso excesivo de pesticidas en los alimentos, los alimentos genéticamente modificados, el alto consumo de azúcares y comidas procesadas, nuestras alergias a los alimentos y/o medicamentos.

Visitamos un sinfín de neurólogos, pediatras y terapeutas especialistas en autismo, que nos llevaban todos por el mismo lugar: medicamentos para aplacar los síntomas y distintas terapias: modificación de conducta, lenguaje, sensoriales, ocupacional y física.

Entendí a través de nuestro camino que es importante buscar doctores que estén dispuestos a educarse en nuevos temas, que escuchen tu opinión como madre. Encontrar un doctor que tenga la mente abierta para entender que no necesariamente va a ayudar a estos pacientes con lo que aprendió en la universidad, y que está bien no tener la respuesta para todo, porque son seres humanos, y la conexión que puedan tener con el paciente y su familia para servir de guía, algunas veces vale mucho más que el conocimiento. Médicos que comprendan que también pueden aprender y ser mejores para otros en este camino, si están abiertos a hacerlo.

2. Medicina funcional, integral, o como muchos le llaman: 'alternativa'

Poco después de que entendimos que la medicina convencional no nos iba a dar las respuestas que nosotros buscábamos, empezamos a investigar sobre la medicina alternativa. Yo no sabía mucho sobre esto, ni siquiera sabía que los médicos que atendían con medicina alternativa también eran médicos de medicina convencional, y me confundía. ¿Por qué había esta separación de ideas de los médicos convencionales y los médicos que practican medicina alternativa y/o funcional? Muchos de los médicos funcionales que visitamos estudiaron en escuelas de medicina tradicional, pero parecían tener otro punto de vista y otros conocimientos que los médicos convencionales no aprobaban, pero que nosotros quizás estaríamos dispuestos a probar.

Un día mi esposo me empezó a contar sobre un tratamiento que un amigo le estaba haciendo a su hijo con autismo. Me dijo que ponían a su hijo en una máquina, lo encerraban y le hacían una terapia de ozono. Mi respuesta fue: "¡qué traumático debe ser para ese niño, pobrecito!". No imaginaba que, poco tiempo después, yo le estaría haciendo ese y muchos otros tratamientos "traumáticos y raros" a mi hijo.

Aprendizaje: No juzgues lo que un padre hace por sus hijos. Puede que tú no lo entiendas. Escucha si crees que es para ti, investiga y aprende. Y si no es para ti, comprende que este es el camino correcto para otros; empatiza y respeta su decisión, sin juicios.

La medicina funcional/alternativa ha dado respuestas a muchas de nuestras preguntas. Nos ha enseñado a prestarle atención a las diferentes maneras en las que el cuerpo expresa lo que no está bien. Nos ha enseñado a no preguntarnos cómo eliminar el síntoma, sino a entender por qué el cuerpo está dando esa señal.

Intentamos, muchas veces, hacer las paces con la medicina convencional, llevamos estudios que nos habían ordenado los médicos "alternativos" a nuestras citas con los médicos "convencionales", pero no tuvimos suerte.

Cuando comencé a investigar sobre la disbiosis intestinal, el desbalance de la flora intestinal, aprendí que no solo somos lo que comemos, sino también lo que excretamos y cómo lo hacemos. Me volví *paparazzo* del pupú de mi hijo. Empecé a investigar sobre la conexión de la salud intestinal y el autismo. La cantidad de documentación sobre esto era increíble. Sin embargo, en mi intento por hablar con los especialistas, todos me decían que no había relación comprobada, que el problema del autismo estaba en el cerebro y que no tenía nada que ver con el estómago ni el sistema digestivo. Otras mamás con hijos con autismo más grandes me decían que no pusiera a Lolo en el sufrimiento de las dietas, que eran muy difíciles y muy estrictas para el poco cambio que se podría ver, si es que veía algún cambio.

Lolo tenía casi cuatro años y aún no sabía ir al baño solo. Y después de un par de meses de tomar foto a sus heces y confirmar que no eran "normales", decidí ver a una gastroenteróloga. Desde bebé, Lolo había tenido temas gástricos, como en el episodio de Disney. Si no estaba estreñido, tenía pupú no formado, por lo general líquido. En ese momento que lo llevamos, Lolo tenía ya varios meses que solo excretaba pupú no formado. La gastroenteróloga nos dijo que era mejor eso al estreñimiento. Nosotros decidimos ir a esa especialista para tratar de resolver nuestras interrogantes sobre la salud intestinal de Lolo y la posible relación con su condición. Pero ella no nos pidió hacerle algún examen, no intentó confirmar si la flora bacteriana estaba sana ni nos recomendó hacer un estudio. Nos dijo que el funcionamiento del sistema gástrico no tenía nada que ver con el autismo. Ya en ese punto yo había hecho una lectura extensiva sobre la relación del estómago con el cerebro, por lo que simplemente me di cuenta de que con esa gastroenteróloga no conseguiría respuestas.

Estudiar sobre la conexión del intestino con el cerebro me abrió los ojos a un mundo de la salud que no conocía. Mis investigaciones nocturnas dejaron de ser sobre autismo. Se volvieron investigaciones sobre biología y bioquímica. Intentaba entender el cuerpo de Lolo y las diferentes señales que me daba desde pequeño sin que yo supiera entenderlas. Empecé a ver el autismo como un mal funcionamiento en diferentes sistemas del cuerpo.

Abrirme a esta información me hizo conocer a especialistas que ven el cuerpo como un todo, donde el mal funcionamiento de un área afecta el resto. Hemos hecho muchos tratamientos para entender y tratar a fondo todo lo que funciona mal en el cuerpito de Lolo.

Me tomó un poco confiar en la medicina "alternativa", y en el camino también encontré practicantes que me hicieron dudar, como la doctora que me dijo que Lolo tenía un espíritu dentro de su cuerpo. Estaba bien con ese diagnóstico, de hecho, lo había pensado, pero la solución fue lo que no me cuadró. Dijo que la manera de sacarlo era comprar una manta de imanes de $7,000. Por desesperación hubiese caído, pero ya había tenido experiencia con otros tratamientos dudosos antes de llegar allí.

Fueron muchas las cosas que me hicieron confiar cada vez más en los especialistas integrales/funcionales. Recuerdo que a Lolo le ordenaron un estudio que medía el balance de las hormonas y los neurotransmisores, y el informe del examen explicaba el comportamiento de la persona basado en sus resultados. Este reporte se hizo en un laboratorio que no conocía a Lolo; el médico que indicó el examen no conocía suficientemente a mi hijo como para inventar el reporte. Este describía su comportamiento tal cual era. Con un exceso de energía, dificultad para concentrarse, ansiedad y dificultad para dormir, entre otras cosas.

Quise entender ese examen con un médico convencional e hice una cita con una endocrinóloga, médico especializado en las enfermedades de las hormonas, del metabolismo y en los problemas nutricionales. Llegué, saqué el reporte y lo vio. Dijo que nunca había visto un reporte como ese. Le pregunté si podía mandarle estudios, quizás más tradicionales con los que ella hubiera trabajado para ver qué podíamos hacer con Lolo, y me respondió que ella no veía esos temas y que no me podía ayudar.

Yo no fui al consultorio para que me curara a mi hijo de autismo; fui porque tenía un reporte que veía temas del sistema endocrino. No pretendía que usara ese reporte para diagnosticar ni guiarme con él, sino que yo estaba abierta a que tomara a Lolo y le ordenara otros exámenes y lo evaluara en su área para ver si encontraba algo. Pero no me dijo ni siquiera que lo hablaría con otro colega; simplemente que eso no le competía. Nuevamente salí decepcionada de la medicina convencional, sin juzgar al médico. Al final, este toma los casos que considera que puede ayudar. Pero me pregunto si a los médicos no les llama la atención estudiar cuando se les presentan cosas nuevas.

En Miami conocimos a otro médico que nos abrió los ojos. Él es psiquiatra y experto en medicina funcional y psiquiatría ortomolecular. Cuando llevamos a Lolo, una de las primeras cosas que hizo fue ordenar un examen de metales pesados, examen de anticuerpos, de metabolismo, de cándida, entre otros. Los resultados del examen de metales pesados fueron parecidos a los que tendría una persona con alzhéimer avanzado. Leímos sobre la intoxicación por metales pesados y lo que causa en las personas, y también nos pusimos a investigar por qué ocurría esto. Los detalles de estas investigaciones los puedes leer más adelante en el capítulo de tratamientos.

> Le pregunté al doctor Omar La Rosa, doctor en medicina y especialista en bioenergética, cómo definiría el autismo desde el punto de vista integral. Omar ha sido una persona muy importante para Lolo y para nosotros en este camino. Esta es su definición:

El término autismo fue usado por primera vez en 1912 por el psiquiatra suizo Eugene Bleuler. En 1948, el Dr. Asperger utilizó la palabra autístico para describir a niños que no compartían con sus pares, no comprendían los términos como la cortesía o el respeto, y presentaban además hábitos y movimientos estereotipados. Lamentablemente olvidados durante décadas, pues estos estudios estuvieron escritos en idioma alemán hasta 1981, cuando fueron traducidos. Fue hasta el año 1997 que se abre el campo de investigación para observar y crear las guías de buenas prácticas para tratar esta condición.

Creo que el autismo está totalmente definido, pero el tratamiento convencional está muy lejos de ser el acertado, puesto que, por ser una condición recientemente descrita, existen muchas controversias conceptuales debido a que su origen es multifactorial, y no ha sido comprendido totalmente por la ciencia.

El autismo, en mi experiencia y según estudios realizados, es un trastorno multifactorial basado en un desbalance gastrointestinal, un tejido conectivo tóxico y el desequilibrio del sistema nervioso autónomo. Aún hay investigaciones en progreso para lograr entender las conexiones, interrelaciones e individualidades de cada uno de estos tres factores. Basado en esto, prácticamente no existiría una cura definitiva para la ciencia. Los gremios no han logrado entender que aún estamos en investigación, y que mientras más podamos abordar o usar nuevos métodos de tratamiento como los mal llamados alternativos, aplicados por personal calificado, que tengan base firme y amplias trayectorias, pasarán muchos años para poder curar definitivamente esta condición.

De acuerdo con esto, va a depender de la familia, de sus creencias y de las ganas de salir adelante, la evolución de cada niño.

Es un orgullo para mí hablar de la experiencia de conocer y tratar a Lolo. Con cinco años de edad, el 16 de febrero de 2018, Lolo me visitó por primera vez. Venía con su padre. Lo observé muy retraído, con dificultad para socializar, no fijaba la mirada y tenía períodos en que se conectaba y desconectaba de su entorno, todo esto corroborado en la conversación con su papá, lleno de esperanza, seguro de la constancia que debía tener en el tratamiento de su hijo, consciente de que con los tratamientos convencionales ya no había mucho que hacer, teniendo presente que no se trata de casuales resultados milagrosos, sino de actuar tomando en cuenta muchos factores, aplicando tratamientos por períodos de mediano a largo plazo, aplicados basándose en mejorías a nivel funcional, conductual, etc. A partir de un diagnóstico en plena investigación, su evolución dependerá de cada familia y de cada individualidad, de acuerdo con su perseverancia, creencias y sabiduría.

En la evaluación con los equipos se reflejaron tres situaciones puntuales:

1. Secuelas de una otitis
2. Cortada en labio superior
3. Intoxicación por metales

Con base en esto, iniciamos el tratamiento, que consistió en la utilización de la homeopatía unicista y estimulación del detox a través de un equipo de *neurobiofeedback.*

Inicialmente, los padres que se deciden por esta alternativa entienden y abren su mente, como lo hicieron los padres de Lolo, pues las terapias multifactoriales como las alternativas les abren un campo infinito de posibilidades de tratamientos maravillosos a la persona, ya que se respeta su individualidad y energía vital.

Después de la séptima sesión, los padres observaban que Lolo estaba más conectado, aunque persistían períodos de desconexión de su entorno, pero más cortos; ya existía una diferencia entre el antes y el ahora. Es allí cuando se sabe que el niño va en buena evolución, situación que pudiera modificarse con un nuevo trauma o una nueva intoxicación. Por esto la importancia de entender lo básico y lo importante que es la alimentación, el estilo de vida y el apoyo de la familia.

Ya a partir de aquí, tengo claro que Lolo va por buen camino; siempre es importante hacerles saber a los padres que todo lleva su tiempo y que en el momento menos esperado empezamos a ver cambios más representativos. En abril de 2018 comenzamos a ver a Lolo interactuando y observando esa conexión con el entorno. En mayo de 2018 ya muestra su intención de tocar un instrumento musical, corroborando una conexión estable con su entorno.

En junio, seguros de su avance, los padres deciden, además de continuar con su tratamiento alternativo base, dar un paso más y entrar en el campo de la terapia celular xenogénica, no muy conocida ni reconocida, lamentablemente, por el mismo motivo que el concepto de autismo del Dr. Asperger: todo está en idioma alemán.

La terapia celular tiene sus bases en Suiza y Alemania. Consiste en la estimulación y la regeneración del tejido afectado. Existen muchos tipos de esta terapia, pero es esta la que tiene más estudios e investigaciones basadas en evidencias.

En esta terapia existen diferentes concentraciones y maneras de aplicarla, es por esto que con Lolo fuimos de menor a mayor, de lo más básico (ultrafiltrados 10,000D) a lo más complejo (células enteras liofilizadas).

Ya después de un año la evolución ha sido fantástica, creería que el primer médico que visitó Lolo en este largo recorrido quedaría impresionado de la evolución que ha tenido y que continuará teniendo.

(La Rosa, O, comunicación personal, 16 de noviembre 2020).

Para mí, el autismo es un diagnóstico que se da cuando hay una serie de síntomas que hacen que una persona esté fuera del estándar de una persona "normal". Es un diagnóstico en el que engloban a todos los niños cuando la medicina tradicional no puede encontrar por qué el cerebro funciona mal. El autismo se ha vuelto una etiqueta para poder excusarme cuando mi hijo hace cosas "raras", y también para darme paz mental cuando me pongo a compararlo con niños de su edad. Pero en el fondo, el autismo para mí ha sido un despertar para entender que nuestros cuerpos no están funcionando bien. Ya no tratamos autismo, estudiamos qué parte del cuerpo nos falta curar. Estudiamos cómo podemos hacer que el cuerpo de Lolo trabaje mejor y así hemos visto cómo ha mejorado de su autismo.

Seguimos pasando por muchos doctores, pero ya no para definir qué tiene Lolo, pues entendí que los diagnósticos se basan en caer en categorías según una serie de síntomas. Este camino que hemos recorrido también me ha enseñado a ver el cuerpo como un sistema integral; que los síntomas solo son las señales del cuerpo, como banderas que nos indican que algo no está funcionando bien. Venimos a este mundo y, poco a poco, nos desconectamos de la realidad de que somos parte de un "todo", que nuestro cuerpo es una máquina en la que todo tiene que andar bien para que podamos encajar en las expectativas sociales. También entendí que las condiciones que afectan a los que están cercanos a nosotros son parte de nuestro propio aprendizaje.

3. Nuestro camino espiritual

¿En qué creo? Creo en todo y en nada. Creo que todo es posible. Creo que hay vida más allá del autismo en esta tierra y cuando nos toque partir. Creo que estamos donde tenemos que estar y aprendemos a medida que nos toca aprender.

Mi búsqueda espiritual empezó el día que salimos de una cita médica donde nosotros mismos nos confirmamos que Lolo tenía autismo. Ese día los exámenes revelaron que los oídos de Lolo funcionaban bien, que sí tenían conexión con el cerebro. Al recibir la noticia fuimos a casa de mis papás; allí estaban también mis suegros. Al llegar abracé a mi suegra y me eché a llorar. Ella me dijo que no llorara, que todo estaría bien. Luego, mi mamá me tomó de la mano y me llevó al cuarto para que me arrodillara y que orara frente al Niño Dios. Esto era lo que conocía de la espiritualidad.

Nací en una familia católica. Nuestra rutina los domingos era ir a misa y luego a cenar en familia. También recuerdo a mi mamá siempre rezar el rosario y hacer sus oraciones. Para mí la fe católica era un concepto abstracto y no sabía cómo pedir; me daba miedo hablar con Dios y pedirle que me sacara de esto teniendo tantos años sin hablar con él. No puedo decir que sentía cólera con él, aunque sí me preguntaba por qué yo tenía que sufrir esto. Pedía por un milagro, porque un día encontráramos la solución de nuestro problema, pero al mismo tiempo no tenía idea de a quién le pedía.

En mi búsqueda de conexión espiritual, primero fuimos a la iglesia, a ese lugar familiar. Ese día en la misa Lolo estaba muy intranquilo y todos nos veían. Recuerdo que el padre fue muy amable y nos dijo "déjenlo correr". Realmente me hizo sentir bienvenida, pero no estaba cómoda con las personas que nos miraban. La que no estaba lista era yo, tenía que continuar mi búsqueda en un lugar solitario.

Usualmente, vemos las enfermedades como un "mal karma", maldición o castigo. Pero, yo me preguntaba: "¿realmente Dios me mandó a alguien para que yo sufriera? ¿Y mandó a este niño a sufrir en esta vida? ¿O es que hay un aprendizaje detrás de estas emociones?".

Cuando Lolo tenía dos años me pidieron hacer una tarea en una de las terapias intensivas en Estados Unidos. Tenía que responder a la pregunta: ¿Por qué está tu hijo aquí para ti? *(Why is your child here for you?)*. No fue hasta años después de que escribí esa carta que verdaderamente comprendí que a Lolo me lo enviaron a mí. De hecho, es la carta que cierra el primer capítulo, una a la que vuelvo siempre que necesito regresar a mi centro.

Poco a poco, mi necesidad de cultivar mi parte espiritual fue creciendo. Empezó a través de la medicina funcional, y la verdad no recuerdo el instante exacto cuando hice la conexión, pero fue gracias a que muchos profesionales de la medicina funcional consideran en sus prácticas tanto el cuerpo como la mente y el espíritu, y enfocan sus esfuerzos en sanar cada una de estas partes y a mejorar su conexión para alcanzar el bienestar. Con el tiempo y la experiencia he ido comprendiendo que, en esta vida, somos seres físicos con cuerpo, mente, alma y espíritu.

Esto me ayudó a dejar de preguntarme por qué, para empezar a preguntarme para qué. ¿Qué es lo que Lolo vino a enseñarme? Y al cambiar esa pregunta mi perspectiva cambió.

El dejar de obsesionarme con el porqué para enfocarme en el para qué fue clave para comenzar a hacer las paces con el autismo. No puedo negar que aún hay días en que me pongo triste, en los que siento que necesito un milagro para salir de esto. Pero ahora me doy cuenta de que la que necesita el milagro soy yo, porque justo esos días estoy desconectada de la vida, de lo importante, y me he dejado llevar por mi día a día. Entonces reflexiono acerca de qué es lo que realmente me quiere enseñar esta tristeza.

Lolo me ha hecho ver la vida tan diferente, me ha enseñado a cuestionarme cosas que por mí misma no habría cuestionado. Me ha ayudado a entender la importancia de buscar y relacionarme con lo que le da sentido a mi vida, y a entender que no son las cosas físicas, sino las espirituales. Lolo ha sido mi maestro incluso en mi crecimiento espiritual.

Hace poco conocí a Suzy Miller, una terapeuta de lenguaje a quien un paciente con autismo le cambió la vida y se convirtió en especialista en integración. Suzy dice que los niños con autismo son seres altamente intuitivos, que están llenos de enseñanzas y mensajes, no solo para sus padres y familiares, sino para la humanidad. Después de tantos años buscando, aprendiendo, comprendiendo, creciendo y viviendo con Lolo, debo decir que concuerdo totalmente con lo que comparte Suzy, pues para mí ha sido así. Las personas con autismo nos vienen a ayudar a hacer una sociedad más sensible, más presente en el aquí y el ahora. El autismo llegó a mi vida para conectarme con algo que no había conocido, con eso a quien hoy quiero llamar "la fuente". Gracias al autismo he tenido un crecimiento espiritual, gracias a la valentía de Lolo y de otros niños como él.

En este camino también he aprendido que las personas a tu alrededor no tienen que creer en lo que tú crees. Venimos a la vida con nuestra misión y con lecciones que aprender. Decidimos a quién tenemos a nuestro lado, y esas personas que están a nuestro lado tienen sus propias creencias. El respeto y la tolerancia son esenciales.

¿Mis creencias espirituales harán que Lolo esté más conectado? No busco eso directamente. Ahora lo hago para yo estar más conectada a él y poder comprenderlo a él y a todos los que me rodean. Sin embargo, debo decir que es innegable que mientras más conectada estoy yo, más conectado está Lolo, mi espejo.

Mis creencias espirituales me ayudaron a enfrentar un diagnóstico difícil. Lo peor que me podía pasar me pasó, o yo pensaba que era lo peor que me podía suceder. Hoy entiendo que al inicio estaba en un lugar oscuro, pero que había vida después de eso. Entiendo hoy que vendrán otras cosas y que probablemente diré "esto es lo peor que me puede pasar", pero estar en el momento más oscuro me dio muchísimas fuerzas para poder entender que, aunque pasen cosas malas en nuestras vidas, puedo enfrentarlas porque ahora sé mirarlas de otra forma.

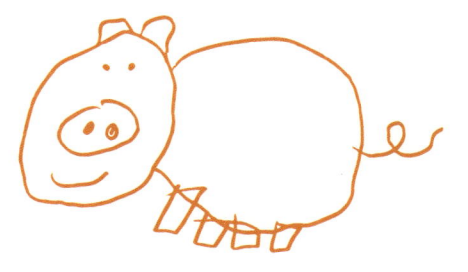

Carta de un pediatra y padre de una niña con autismo

Me ha tocado conocer el autismo como pediatra y como padre. Se me partía el corazón cada vez que en mi trabajo se me presentaba la posibilidad de dar este diagnóstico a una familia. En la medicina nos enfocamos en la enfermedad y no muchas veces en la salud. Una vez que hacemos el diagnóstico, si no hay una pastilla o cirugía para su tratamiento, la "ciencia" observa todos los otros caminos, como la dieta, el ejercicio y cuidar las emociones de manera simplista, y siempre con un gran aire de incredulidad.

Había aprendido a ver el autismo como un calvario para el niño y para su entorno familiar. Sentía dolor cada vez que sugería la probabilidad del diagnóstico y también culpa por no poder hacer más. Me habían enseñado que el autismo era una condición definitiva e intratable, y esto me aterraba. No me es fácil confesar que muchas veces, durante este período de mi vida y bajo la visión limitada y fatalista con la cual se me había enseñado a percibir las cosas, que en alguna ocasión en mi diálogo interno profesé que tener un hijo con autismo sería lo peor que me pudiera pasar. Me dolió escribir esa frase, pero siento que quizás pudiera ayudar a ahogar la culpa de alguien que pueda haberse sentido igual.

El tiempo fue pasando y, luego de unos años de práctica en la pediatría y la neonatología, me volví padre de un niño y después de una niña. Tengo formación en cómo evaluar el neurodesarrollo del recién nacido y recuerdo ese confuso período de mi vida cuando comencé a notar la aparición de conductas compatibles con autismo en mi hija. No creo que pueda ser fácil imaginar el peso que sentía por ver a mi hija evolucionar hacia mi más profundo temor y no saber cómo actuar. Estaba claro sobre el camino infinito de estudios y evaluaciones que teníamos por delante solo para obtener un diagnóstico, y también sobre la cantidad de tiempo que necesitaríamos invertir en las terapias asignadas.

Sentía que los colegas que me orientaban en ese momento, sin criticar sus mejores y sinceras intenciones, aparte de evaluar y referir para más ciclos de terapia, nos alejaban indirectamente del sentimiento de bienestar como familia. Me sentía emocionalmente desgastado y con quizás más miedos que antes de iniciar esos procesos.

Dicen que la mejor forma de perderle el miedo a algo es conociéndolo mejor, así que me defendí de la mejor forma que pude y me puse a estudiar sin parar. Aprendí mucha teoría y esto tiende a ser doloroso, además de preocupante, cuando estás investigando para ti o tu familia. Conceptos teóricos como el de que la persona autista carece de empatía hacia los demás me rompían el corazón, y además, cada día que pasaba me desesperaba más, ya que sabía que cualquier intervención necesitaba ser realizada de manera temprana para ser más efectiva. Necesitábamos salir de la enfermedad e ir en búsqueda de la salud y el bienestar.

La hermosa maestra vida siempre me ha mostrado el camino y siempre me ha puesto a los mejores ejemplos, guías y maestros para entender y sentir las cosas de una manera clara y aplicable para mi vida. Ella me ha hecho toparme con personas que parecen sentir y entender las cosas más complejas y profundas, y transmitirlas de la manera más simple y evidente. Estoy eternamente agradecido con la autora de este libro, ya que ella fue una de esas personas que con sus palabras y actuar me ayudó a abrir los ojos y a apreciar el hermoso camino de aprendizaje y crecimiento personal y familiar que tenía por delante. Ella, de manera desinteresada y proactiva, nos ayudó a mí y a mi familia a unirnos con la gran comunidad de familias autosuficientes, educadas y con alma científica, que han aprendido y propulsado la búsqueda del bienestar integral y el crecimiento espiritual del niño o la persona con autismo y de toda su familia.

Alberto Heart
13 de octubre de 2020

3

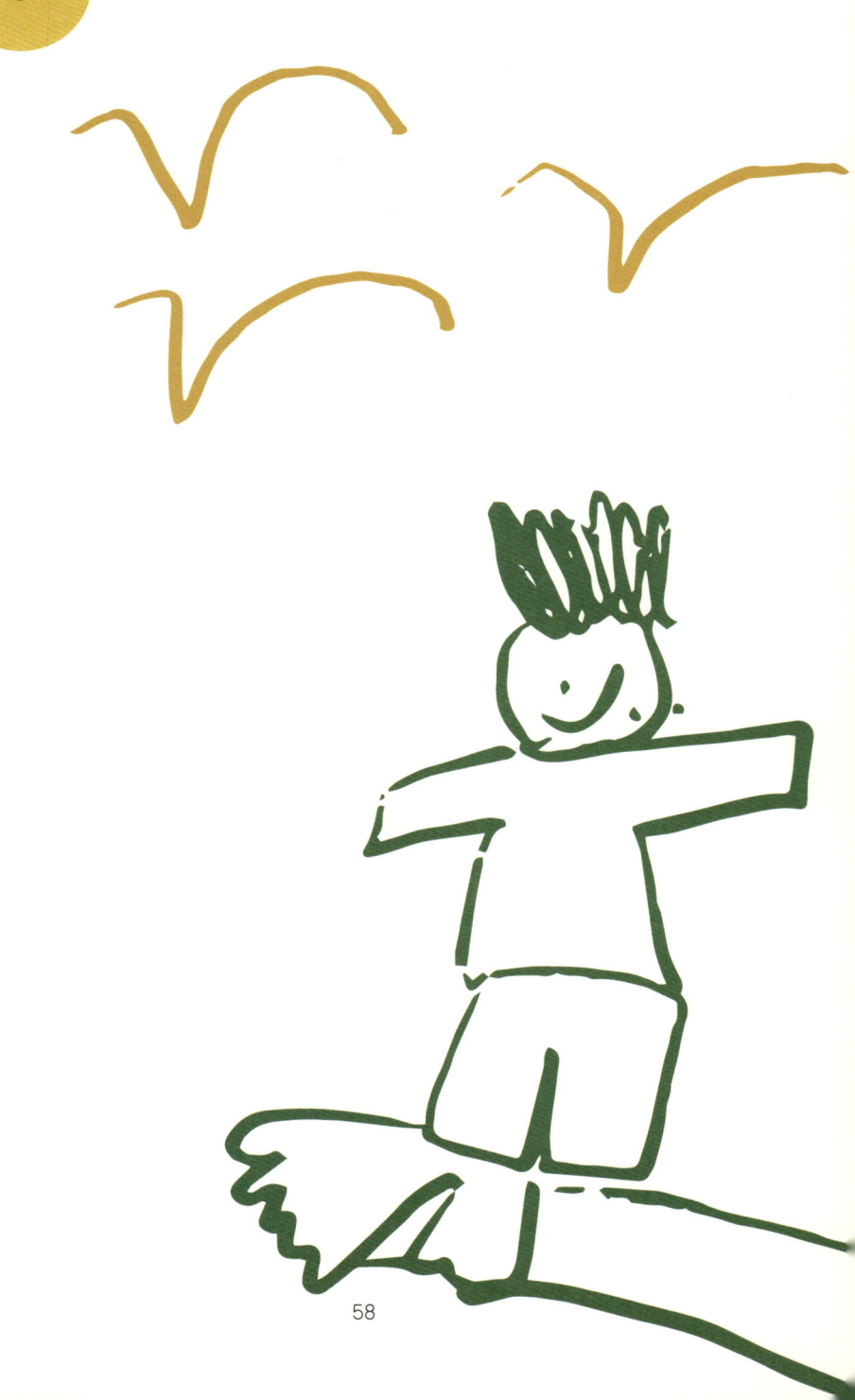

S.O.S ¡Sácame de aquí!

Quiero que me hables, hijo. Quiero escuchar tu voz. Que me cuentes por qué lloras y por qué ríes. Daría todo porque me dijeras cómo te sientes con los tratamientos. Quiero que me cuentes qué sueñas, si es que lo haces.

Estos deseos eran mi grito de desesperación; ahora entiendo que solo eran un reflejo de mi necesidad de controlar la situación. Había llegado el momento de soltar mi vida soñada, aquella que había planificado incluso cuando decía que no quería quedar embarazada. Y si bien es cierto que aún sueño con conversar con él, estoy abierta a entender que hay otras maneras de comunicarnos.

¿Quién me tira un salvavidas?

Lolo vino a reflejar aquellas cosas en las que yo necesitaba ayuda. Cada vez que buscaba tratamientos para él terminaba dándome cuenta de que yo era la que necesitaba ayuda, y aún me sigue pasando. Para ayudar a nuestros hijos necesitamos ayudarnos primero a nosotros. No fue fácil admitir esto, y es que, ¿cómo voy a pensar en ayudarme si mi hijo necesita de mí? ¿Cómo pago terapia para mí si lo tengo que dar todo para él? ¿Cómo ocupar ese tiempo en mí, tiempo que luego no regresará, para dárselo a él?

En mi búsqueda de "por qué" Lolo tenía autismo, para poder llegar a sanarlo, encontré diferentes terapias que me sanaban a mí, no solo físicamente, sino también esa parte que por mucho tiempo ignoré: mi espíritu y mi alma. Muchas terapias alternativas mezclan la medicina con la espiritualidad. Cuando por fin entendí que necesitaba ayuda, que no era una pérdida de dinero invertir en mí, y que no me tenía que sentir mal por trabajar en mí, fui a terapia de constelaciones familiares, de ángeles, de barras de *access,* de *reiki*, de reflexología podal, de imanes, de sanación del árbol familiar, terapia de vidas pasadas, *feng shui, Yuen method*, entre otras. De hecho, hasta tomé un curso para hacer registros *akashicos* y *reiki*.

Debo admitir que inicialmente todo ese mundo me daba miedo, porque uno teme lo que no entiende. Sentía que estaba haciendo cosas "indebidas". La religión me había enseñado a mirar con recelo esas cosas. Luego, empecé a darme cuenta de que no le hacía daño a nadie, al contrario, las terapias me ayudaban y muchas veces vuelven a estar allí para recordarme que la que tiene que sanar soy yo.

Aprendizaje: Sana tú primero y entonces podrás estar ~~más fuerte~~ estable emocionalmente y presente para tu hijo, tu familia, ¡Y TÚ!

Terminamos orbitando alrededor de nuestros hijos como planetas alrededor del sol. El problema es que abandonamos nuestra propia órbita, poniendo toda nuestra atención en nuestros hijos, cuando la realidad es que ellos tienen un camino y nosotros tenemos otro, que muchas veces se cruza, pero que no es el mismo. Con la llegada de mi segundo hijo, Billy, descubrí que el instinto de protegerlos es natural en una madre y se intensifica con un niño especial, pero también es algo que tenemos que aprender a soltar, y mi maestro Lolo se encargaría de enseñarme a hacerlo.

Al principio, pasaba mis días buscando a los profesionales en los que podía confiar para ayudar a Lolo. Quería tener el mejor terapeuta físico; el mejor neurólogo y el mejor neuropediatra. Ir depositando tanta confianza externamente me hacía sentir que estaba haciendo algo bueno por Lolo y por nosotros. Llegó un momento en el que necesitaba sentir que estaba todo el día ocupada. Estarlo no me dejaba pensar y me desconectaba de mis emociones. Además, me hacía sentir bien poner a mi hijo en manos de profesionales. Lo más triste es que cuando me tocaba estar a solas con él, ni siquiera confiaba en que estuviera en buenas manos.

Como era de esperarse, el día del colapso llegó. Allí estábamos Lolo y yo en un estacionamiento, esperando para comenzar una terapia; él durmiendo en el carro y yo frustrada, cansada y sin ver una salida. Íbamos literalmente de una terapia a otra todo el día, todos los días. Llamé a Pepe y le dije: "no más terapias". Mi único momento de conectar con Lolo era en el carro. Hasta comíamos allí. Me di cuenta de que me fui al extremo y que entre tantas terapias me había perdido incluso a mí misma.

En ese momento cancelé todas las terapias y me enfrenté con una realidad difícil de tragar: en mi necesidad de sentirme "buena madre" había caído en el papel de "la más ocupada". Claro, cuando estaba ocupada no podía pensar. Qué doloroso fue hacer ese alto en mi vida, tener tiempo para entrar en mí. Dejar de luchar con las emociones y estar presente. Darme cuenta de lo desconectada que estaba de mí y de los que me rodeaban. Qué lindo era escuchar: "eres una súper mamá, llevas a tu hijo a todas las terapias"…, pero ¿era eso lo que yo quería en mi rol de mamá? ¿Dónde estaban los acurruques con mi hijo? ¿Dónde estaba poder disfrutar estar con él y verlo reír?

La verdad es que en ese momento sentía que estar con él era un tortura… quizás por su silencio. Luego entendí que la verdadera tortura era estar conmigo misma. Estando con él me obligaba a estar conmigo en silencio, lo juzgaba y me juzgaba a mí. Confieso que no lo he superado del todo aún, de hecho, hoy entiendo por qué viajar con mi hijo y estar en un lugar que no es nuestro día a día es más fácil. Estar con el ruido externo es mucho más fácil, pero el silencio de Lolo me enseñó que para llegar a escucharlo tenía que confiar en mí, conectar conmigo. Era necesario ver hacia dentro, aunque doliera, y es un lugar en el que probablemente me tome mucho tiempo poder estar en paz, pero he aprendido que es un lugar en el que quiero estar, así me cueste mucho quedarme allí. Ahora me doy cuenta de que esa conexión conmigo misma también es importante para vivir a plenitud y poder aprovechar todas las otras cosas de mi vida, incluso las que no lo involucran a él.

Aprendizaje: Estar dentro de ti puede ser difícil, pero es necesario para estar presente en tu vida y en la de tu hijo con intención. Y esa presencia es indispensable para conectar con tus hijos, con o sin autismo.

La confianza fue una de las cosas más importantes que aprendí en este camino. Confiar en Lolo, en mí y en las personas que he ido escogiendo para que nos acompañen en cada etapa. Y es que confiar me cuesta…, tal vez la desconfianza es algo que viene conmigo desde pequeña.

Recuerdo mi adolescencia y la falta de confianza que mis padres tenían, no necesariamente en mí, sino en las personas a nuestro alrededor. Sentía que vivían con miedo constante de que algo malo nos pasara a mi hermano o a mí. No lo digo con ánimo de criticarlos, porque los padres actuamos así por puro amor, porque en realidad sí nos da mucho miedo que algo malo les pase a nuestros hijos y sentir que la culpa es nuestra, porque su seguridad está en nuestras manos. Ahora he aprendido a vivir con el miedo y no dejar que me paralice. Puedo ver el miedo, reconocer que está allí, que muchos miedos vienen de nuestra infancia, nos activan alarmas, pero hay que cuestionarlos y reconocer si esos miedos están impidiendo que avancemos.

En el proceso de buscar ayuda para mi familia y para mí, fue muy importante encontrar profesionales que estuvieran abiertos a acompañarnos en este camino. No siempre fue así; al principio creía ciegamente en lo que los doctores y otros profesionales me decían. Al conectar conmigo, aprendí a confiar en mí, en mi instinto y en lo que Lolo me comunicaba, aun sin poder hablar. Entonces las cosas cambiaron, fui eligiendo una red de especialistas y profesionales que nos acompañaban discutiendo tratamientos, evaluando mejorías, escuchando acerca de nuevas terapias y apoyándonos con su opinión informada para tomar mejores decisiones, incluso cuando ellos no estuvieran dentro de los planes.

Ha sido un proceso largo, doloroso, a veces frustrante y siempre vulnerable. Sin embargo, conectar conmigo y confiar en el proceso, en mi hijo, en mí, me ha permitido trazar nuestro propio camino, y confío en que es lo mejor para nosotros, porque nuestra brújula ahora es interna.

Aprendizaje: Está bien hacer un alto para redireccionar tu camino, siempre y cuando ese alto lo uses para conectar internamente y no ocuparte ni distraerte con cosas que no te permitan sentir. Es difícil y hemos aprendido a evitarlo, pero quizás si yo no hubiese conectado con el lado más oscuro de mi vida, tampoco hubiese podido apreciar tantas cosas por las cuales hoy estoy agradecida. A veces el dolor es indicador de que vas por buen camino, y con esto no digo que hay que vivir en el dolor, pero como dice Brené Brown: "La vulnerabilidad es el lugar de nacimiento de la innovación, la creatividad y el cambio". Brené Brown, quien ha estudiado los últimos años sobre la vulnerabilidad, dice que todas las emociones positivas tienen una raíz importante en la vulnerabilidad...

El duelo

Cuando escuchamos la palabra luto, usualmente pensamos en la muerte. Pero recibir un diagnóstico o simplemente darte cuenta de que tu vida de mamá no será como la soñaste es un luto que también te toca pasar.

¿Nos damos tiempo de pasar ese luto? ¿Cuánto tiempo necesitamos para pasar nuestro luto? ¿Está bien llorar? ¿Y si mi hijo me ve llorando? Tantas preguntas que uno se hace, tantas frases de crianza que se nos vienen a la mente. "Que tu hijo no te vea llorar" era la que más resonaba en mí.

Cuando me di cuenta de que el luto existe y que yo había pasado por ese proceso, me sentí aliviada. Fue el día que tuve la oportunidad de ir a una presentación sobre el luto, cuando Lolo tenía cuatro años. En ese momento supe que ya había pasado por casi todo el proceso. Estar en un lugar seguro y que me explicaran cada etapa me ayudó a entender por lo que había pasado y en qué etapa me encontraba. El evento fue organizado por Autism Wave junto con la Fundación Piero Rafael Martínez De La Hoz. El público era en su mayoría mamás, en etapas diferentes y con hijos de diferentes edades. Entendí que el tiempo transcurrido en ese proceso de luto no tenía nada que ver con la etapa en la que te encontrabas.

Hay diferentes versiones de las etapas del luto, pero para mí las que resuenan son: negación, confusión, enojo, aceptación y aprendizaje. Reconocer que había un proceso por el cual uno pasa y que es importante superar cada etapa fue un despertar. ¿Por qué nadie nos había recomendado una terapia de luto? Considero que los médicos, sabiendo por lo que uno va a pasar, deberían explicar el proceso de luto y sugerir buscar apoyo para superarlo. Al salir de esta presentación me di cuenta de que el luto no es un proceso del que se habla a menudo, a pesar de que todos pasamos por muchos lutos en diferentes etapas de la vida. Ir al taller y escuchar a otras madres que aún estaban enojadas con la vida me hizo volver a sentir esas etapas que para mí ya estaban superadas. Nos han hecho pensar que el luto es llorar un par de días y levantarte fuerte para seguir con tu vida, y te dan permiso para llorar de vez en cuando. Hoy entiendo que son esas falsas "superaciones" las que nos hacen muchas veces desconectarnos de nuestras emociones.

El luto es mucho más que llorar y superar. Es un proceso en el que es importante permitirse tocar profundamente cada una de sus etapas. Al vivir el luto con presencia podemos llegar a la aceptación y el aprendizaje.

El proceso es tan natural, que sin yo conocerlo pasé por cada una de las etapas. No considero que tuve un período de negación, pero sí un período de confusión. Sabía que algo estaba mal, simplemente no sabía cómo se llamaba ni qué tan grave era o cuánto tiempo estaría con nosotros. Mi enojo con la vida, con Dios, era real. ¿Qué había hecho yo en esta vida para merecer algo tan fatal como que mi hijo tuviera una condición? Sentirme impotente, dispuesta a hacer y pagar lo que era necesario para que me devolvieran mi vida normal y escaparme del autismo.

El paso por la culpa fue también un momento confuso. Fue, de hecho, cuando me volví una investigadora obsesiva para entender qué o quién había sido el culpable de que mi hijo no fuera normal. Lo más triste era cuando la culpa me la echaba a mí. Viví en esta etapa por un largo período, constantemente preguntándome ¿y qué tal si...? ¿Qué tal si la práctica no le hubiera hecho esos ejercicios en la bola? ¿Qué tal si no le hubiéramos puesto las vacunas? ¿Qué tal si hubiéramos escogido otra pediatra? ¿Qué tal si no me hubieran inducido? ¿Qué tal si no hubiera comido tanto yogur cuando estaba lactando...? Y así podría seguir. Cuando superé la etapa de negociación, entendí que no tiene sentido buscar culpables porque lo hecho, hecho está, y encontrar al culpable no va a cambiar el resultado. Si llegas a descubrir la causa, está bien hacer las paces para poder encontrar paz.

Diferenciar entre las distintas emociones ha sido algo que Lolo y el proceso me han enseñado. Ese profundo estado de depresión, que no necesariamente es estar en cama llorando, pero le pierdes el sentido a la vida y entras en un estado automático. Quizás fue en este período cuando me desconecté más de mí y de mis emociones, en el que me encargué de ocuparme para no sentir. Cuando ya había hecho las paces con los posibles culpables, incluso conmigo, y estaba en modo resolver. Luego bajé la velocidad y volví a encontrarle sentido a la vida, me di la oportunidad de conectar con otros gracias a Lolo; pude entender que esto había sido un regalo para mí y era una nueva manera de ver la vida. Pasé las etapas y, aún cuando lo necesito, lloro, porque aprendí que no se llora solo de tristeza y que llorar me ayuda a conectarme con quién soy y dónde estoy.

Pero ¿qué tiene de malo llorar? Nos han enseñado a desconectarnos tanto de nuestras emociones, que llorar está mal, que tenemos que ser fuertes, que no podemos demostrarle al mundo que estamos destrozados por dentro. Nos han enseñado que ser vulnerable es malo y nos define como un ser débil. ¿Qué pasa si lo que de verdad necesitamos en ese momento para conectar con nuestro hijo es llorar? Es justo la vulnerabilidad, para poder aceptar que algo no está bien. En la primera terapia que llevé a Lolo a Estados Unidos era obligatorio tener sesiones de terapia para la mamá, y en ese momento nos quejábamos: "¿por qué tengo que pagar esto si ya estoy pagando mucho dinero en las terapias de mi hijo?". Hoy agradezco esa terapia obligatoria, porque yo no me daba cuenta de lo tanto que necesitaba ayuda. Estaba metida en un hueco del que era difícil salir y ni siquiera lo podía ver.

Apoyo

Buscar un sistema de apoyo es sumamente importante. Creemos que ese sistema de apoyo tiene que estar formado por la familia o los amigos de toda la vida. En verdad, no tenemos que sentirnos mal si no encontramos nuestro sistema en ellos. En este camino, si estás abierto, encontrarás personas que te aportan emocionalmente, aun cuando recién las conozcas.

Tal vez tu familia o amigos te sugieran que no te rodees de personas cuyos hijos tengan alguna condición. Este consejo viene también del amor, pero empoderarse significa ver ese amor y entender que tú eres el autor de tu propia historia, y yo hace tiempo decidí escribir mi historia guiada con el corazón. En otras familias con autismo encontré la comprensión, la tolerancia y la total inclusión que yo necesitaba.

En mi familia y mis amigos tengo un amor incondicional, aunque no siempre entienden por lo que estamos pasando. No es labor de ellos entender, no es su responsabilidad. Cada uno da el apoyo que puede. Lo mejor es entender que el autismo les afectará a todos los que compartan contigo. Algunos se alejarán porque no saben cómo manejarlo, y otros te apoyarán con las herramientas que tengan. Entender que cada quien está pasando por su proceso y no tomarlo personal es vital para tu paz interior.

Aprendizaje: Comprende que hay personas que estarán en ciertas etapas de tu vida y luego se irán. Agradéceles por los momentos lindos y abre las puer-

tas para recibir a personas nuevas. Te prometo que en este camino conocerás personas que llegarán a tu vida gracias al autismo y podrás disfrutar de amistades con las que compartirás mucho más que la condición de sus hijos.

Al aceptar que este camino iba a ser largo, decidí que tenía que hacer algo más que tratar de resolver "el problema" cada día de mi vida. Aparte de que también entendí que mi rol como mamá se acababa el día que me iba de este mundo, y si seguía así, entonces no iba a ser un camino que disfrutaría. Me estaba agotando y agotaba a los que me rodeaban. Mi esposo me decía que yo solo hablaba de autismo, y es que sí, mi vida entera giraba, no en torno a Lolo, sino a su condición. Dejé de pensar en la meta: que Lolo fuera lo más normal posible (sí, eso pensaba) y empecé a darme la oportunidad de simplemente vivir y disfrutar el viaje sin pensar solo en el destino final.

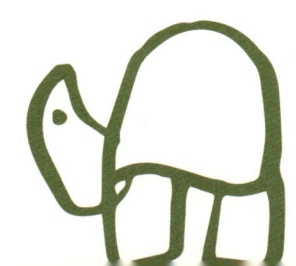

Carta a Melanie de 27 años

Querida Melanie:

Sé que llevas noches sin dormir. Sé que el dolor es profundo y que estás perdida, sin saber dónde buscar respuestas. Ojalá pudiera decirte qué bien que lo vas a hacer y que confíes en ti y en tus instintos. Estás ahora dándote cuenta de que, definitivamente, tu hijo es diferente, mientras las personas que te rodean aún te dicen que estás exagerando la situación. Mantente conectada con tus sentimientos de madre; será lo más preciado en todo este caminar. Has descubierto tantas cosas, ¡qué orgullosa debes sentirte de ti misma! ¡Lolo recién cumplió siete años y ambos han crecido tanto! Digo ambos, refiriéndome a ti y a él, pero también tendrás a Billy, quien llenará tu casa de muchas risas.

Cómo quisiera poder decirte algunas cosas para que puedas disfrutar este caminar, ahorrarte dinero y tiempo. No te prometo que esto haga que Lolo avance más rápido o que no tenga autismo, pero seguro que te ayudará en el camino que te espera.

1. Esto es para ti, no contra ti. Lolo está aquí para que veas la vida con otros ojos, para que aprendas a darle importancia a las cosas que realmente valen la pena.

2. Te encontrarás en el camino con gente maravillosa que se volverá tu familia, tu círculo de soporte, gente que no hubieras conocido si no hubiese sido por Lolo, pero te darás cuenta de que compartes muchas cosas más, aparte de una condición.

3. ¡Confía en tus instintos!

4. Hay personas vendiendo milagros, que se aprovechan de tu desesperación. ¡Abre los ojos! Confía, haz las cosas con fe y esperanza, pero conecta siempre con tus instintos.

5. ¡Las terapias no lo son todo! Recuerda que el cuerpo es uno: mente, cuerpo y espíritu.

6. Tu hijo será tu reflejo. Para que él esté bien, tú tienes que estar bien también.

7. Aprenderás a disfrutar el camino; tanto, que no entenderás cuál era tu propósito en la vida si a tu vida no llegaba Lolo.

8. ¡Agradécele a Lolo por llegar a tu vida! Y es que así como lo verás crecer y progresar a él... te verás crecer y progresar a ti.

Tendrás un lindo viaje. ¡Disfruta el camino!

Melanie
20 de diciembre de 2020

4

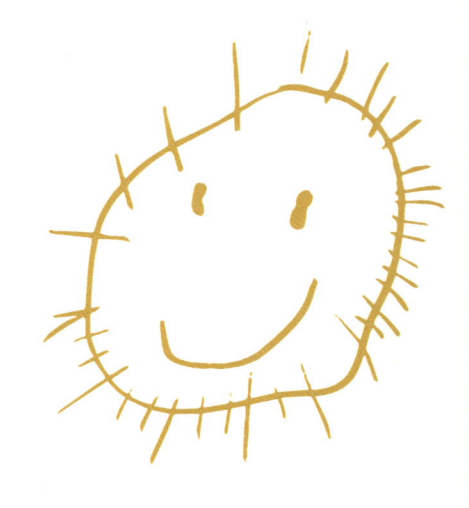

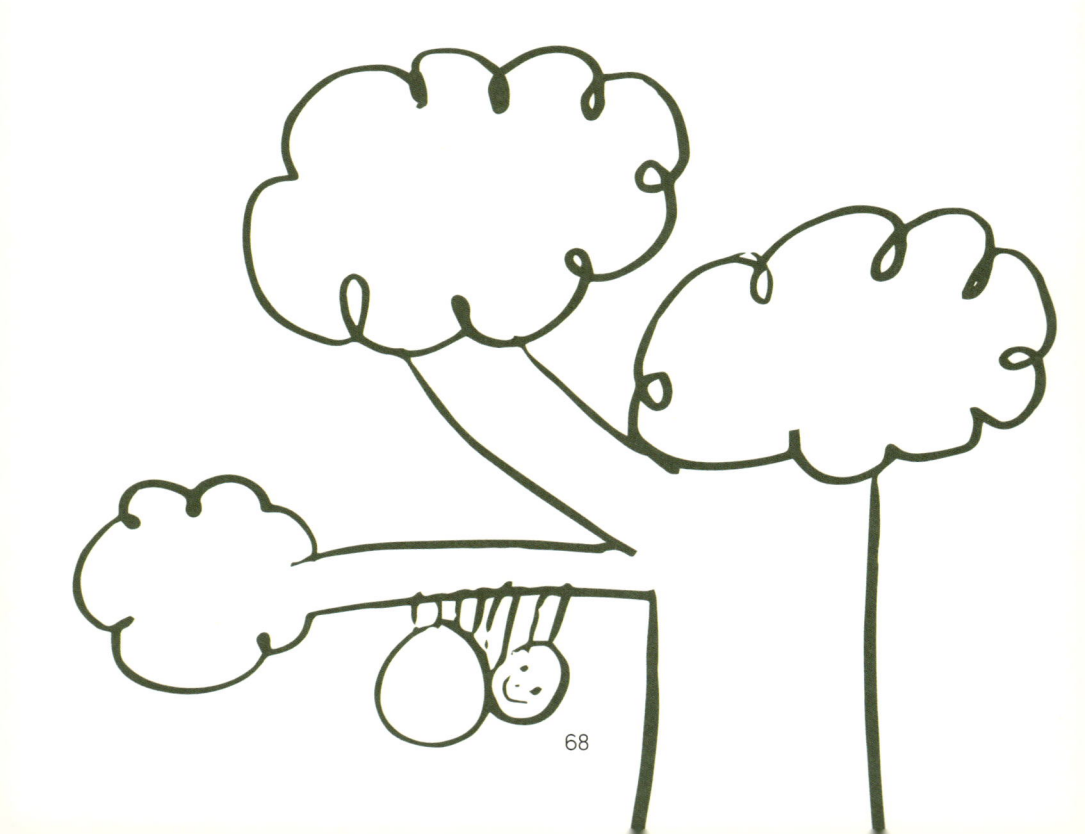

Mi vida en salas de espera

Temerosos y confiados, en 2014 iniciamos nuestro viaje con la primera sesión de terapia de Lolo en Estados Unidos. Durante ese mes y medio conocimos a muchas personas. Esas salas de espera se vuelven una realidad más amigable porque todos allí están pasando por alguna situación. No te das cuenta cuando surge ese sentimiento humano de que, al ver a otra persona "peor", te hará sentir "mejor".

Se volvió tan cómodo para nosotros llegar a un lugar donde no eras raro. Había un sentimiento de pertenencia en ese lugar, sin juicios. Durante ese primer intensivo conocimos gente linda que hoy en día siguen siendo nuestros amigos.

Lolo cumplió sus dos años allá. Alejandra, una mamá panameña que conocimos en terapia y que estaba con sus dos hijas, nos ayudó a que fuera un cumpleaños especial. Fuimos todos a un parque acuático que tenía un zoológico adentro. Recuerdo que ella nos hizo arroz con pollo y llevamos un dulce para cantarle a Lolo. También me ayudó a conseguir cita con una neuróloga en Panamá. Ya llevaba años atendiendo a su hija con esa doctora y me iba a ayudar para que no tuviéramos que esperar meses para la cita.

Terminamos la terapia intensiva y el avance de Lolo fue increíble. Además de las sesiones obligatorias de *coaching* para mí, el centro tenía una nutricionista que nos recomendó comprar probióticos y comer grasas. Eso hizo que me pusiera a estudiar la importancia de la dieta. Durante esos meses aprendí muchísimo de otras familias: dietas, tratamientos y referencias. Cuando se acabó el intensivo yo tenía miedo de regresar a "la realidad"; quería quedarme, me sentía bien; esa sala de espera se había vuelto mi lugar seguro. Lolo había mejorado tanto. Cuando preguntamos cuándo nos tocaba regresar y por cuánto tiempo, nos dijeron que en enero del siguiente año y solo por tres semanas.

Regresamos a Panamá contentos. Seguimos todas las indicaciones del centro: no hacer terapias en Panamá y dejar que el cerebro hiciera lo suyo. Empecé a estudiar sobre las dietas y la relación del estómago con el cerebro. Mis noches de investigación seguían siendo sobre autismo, pero ahora estudiaba para ser más proactiva en la recuperación de mi hijo.

Fuimos donde la neuróloga que Alejandra nos recomendó y su diagnóstico fue: retraso en el idioma.

El 4 de enero de 2015 estábamos de vuelta en la clínica, pero después de esas tres semanas me sentí decepcionada. El cambio de la primera vez había sido tan grande que esperábamos que ahora fuera lo mismo. Ya no teníamos tiempo de volver pronto porque Billy nacería en mayo y tendríamos que reservar para después de su nacimiento.

De esta segunda vuelta, me llevo la primera vez que Lolo me dijo "te quiero". No fue algo natural, fue algo que mi esposo le enseñó a decirme y él lo repitió. Pero debo admitir que fue muy lindo escucharlo. Me eché a llorar... ¡cuánto anhelaba escuchar un te quiero de mi hijo!

Regresamos a Panamá y esta vez estábamos un poco más empoderados. Habíamos aprendido mucho. La sala de espera se volvió un buen lugar para recopilar información, llenarme de fuerzas y entender que la recuperación no se iba a dar con un solo tratamiento. Tenía que estudiar.

Cuando Billy cumplió dos meses regresamos a Estados Unidos. Nuestra intención era quedarnos siete semanas en este centro que se dedicaba a hacer terapias integrales, donde en un solo lugar trabaja un equipo de terapeutas físicos, ocupacionales, de lenguaje, todos con metas específicas según su *expertise*, pero integrales para el paciente. Más adelante contaré acerca de los otros tratamientos que hicimos mientras estuvimos allá. Al final luchamos con una mezcla de emociones acerca de si nos quedábamos o nos íbamos. Nuestro tiempo en ese lugar ya había acabado, pero la sala de espera se había vuelto nuestra zona de confort.

Aprendizaje: Es necesario aprender a reconocer si estamos en una zona de confort o si lo que estamos haciendo nos está ayudando de verdad a avanzar en nuestro camino.

Quizás en ese lugar fue donde más crecimiento tuve durante mis primeros años con el autismo y siempre estaré agradecida, no solo con los profesionales que día a día trabajaron para apoyar a Lolo en ese progreso, sino también con las amistades que hice en el salón para padres.

Muchas de las mamás de las tantas salas de espera en las que he estado en diferentes países solo me conocen como la mamá de Lolo. Con muchas otras he creado una linda amistad. He vivido risas, llantos, frustraciones, enojos, y he aprendido a tener mucha paciencia. Esas salas me han regalado amistades y aventuras, me han dado esperanza y nos han visto crecer.

Carta a ti, que estás en busca de respuestas...

Algo no está bien, ¿qué hago? Yo sé, reconozco ese sentimiento de ¿para dónde corro? ¿Con quién hablo? ¿A quién le pregunto? Yo también me he sentido así, y aunque quisiera tener todas las respuestas para ti, la realidad es que cada niño es diferente. Lo que no cambia es que son ustedes, los padres, quienes deben ser la brújula para encontrar el camino correcto para su familia. Los médicos, terapeutas, padres, amigos y otras familias te podemos contar nuestras experiencias, dar opiniones profesionales o brindar información y amor, pero ustedes deben sentirse empoderados y confiados de que sabrán qué es lo mejor para su niño o niña.

Lo importante es hacer un alto y desarrollar una estrategia para poder pasar este momento. Yo no busqué apoyo psicológico para mí; todo lo que hacía era pensando en los avances de Lolo. Sin embargo, en las terapias en Estados Unidos era obligatorio hacer un **coaching** para padres, donde nos enseñaron una técnica que se llama The Work, por Byron Katie. Me enseñaron a cuestionar los pensamientos que nos sacan de nuestro equilibrio emocional. A través de The Work aprendimos que son los pensamientos del pasado y del futuro los que nos causan miedo, tristeza, ira o cualquier emoción que afecte nuestro bienestar. Esto me ayudó a no estar atada a esos pensamientos que no cambiarán la realidad, sino a vivir el presente, y claro, a trabajar por un mejor futuro, pero consciente de que no tenemos el control de todo... o más bien, de nada.

Recuerda que el cuerpo es uno solo. Analiza el día a día. Cómo hace pupú, cómo duerme, cómo cambia su comportamiento cuando come. Estas pequeñas cosas pueden darte ideas sobre qué está pasando con su cuerpo y dónde puedes intervenir para tratar de ver mejoras.

Date un chance, haz un alto, regálate una oportunidad de ser vulnerable, de digerir lo que está pasando. Concédete el espacio para sentir. Es normal estar triste porque estás iniciando un camino para el que nadie está preparado y que no sabes cómo manejar. Y sí, hay que ser fuerte, pero eso no quiere decir que no puedes estar triste, sino que puedes seguir adelante con las emociones que tienes.

Melanie
12 de octubre de 2020

5

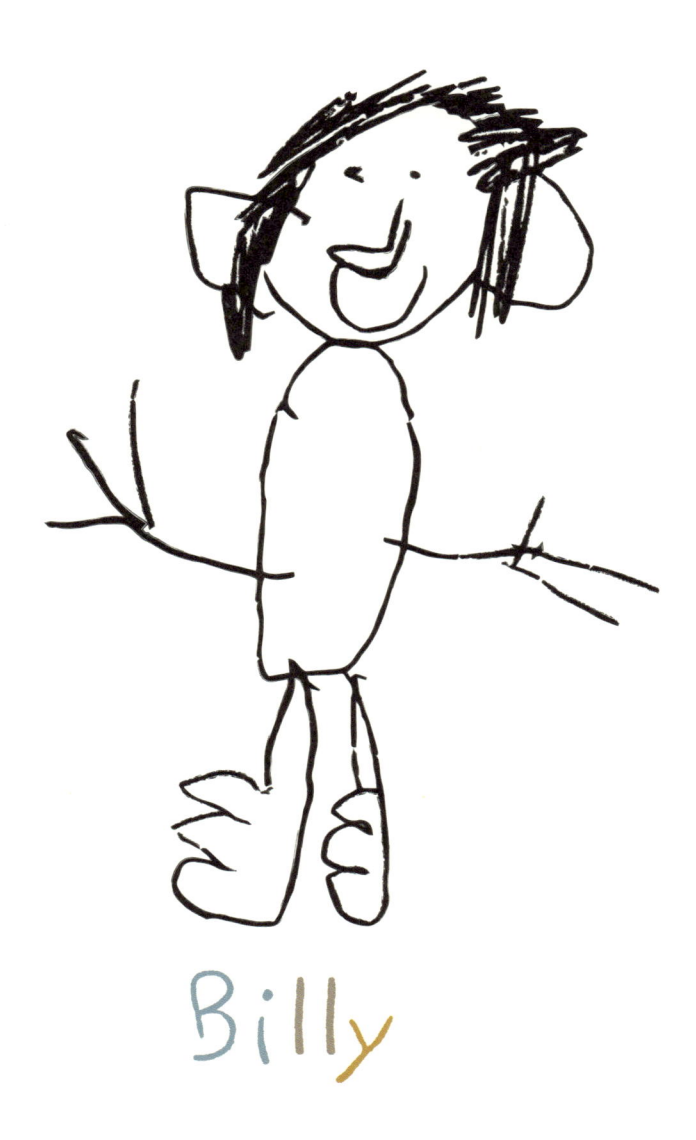

Billy

Llegó Billy para recordarnos cómo reír

Billy, como de cariño le decimos a nuestro hijo pequeño, nació en medio de nuestro mundo de terapias. Pasó sus primeros meses en una sala de espera, nos acompañaba a todos los tratamientos y hasta le tocó hacer algunos.

No planificamos tener un segundo hijo, pero tampoco lo estábamos evitando. Creo que, inconscientemente, yo estaba lista para darme la oportunidad de seguir viviendo, y la llegada de otro hijo quizás era lo que iba a permitir que mi mundo dejara de girar solo alrededor del autismo.

Cuando me enteré de que estaba embarazada de Billy estábamos haciendo una ronda de terapias en Estados Unidos. Nos daban una semana libre entre cada intensivo de tres semanas. Esa semana libre, Pepe había regresado a Panamá y yo me fui sola a Disney con Lolo. Nunca había estado sola con él por tanto tiempo. Tomé el carro, manejé tres horas y media hasta Orlando y nos quedamos en un hotel. Fue una semana muy linda. Pude compartir con mi hijo y me di la oportunidad de que él decidiera cómo sería todo. Si él quería parar, parábamos; si quería dormir, dormíamos. Fueron unas vacaciones de la rutina y estábamos en un lugar mágico que a él le gustaba mucho. La última noche me empecé a sentir rara. Me puse a pensar qué pasaría si estuviera embarazada. Me di cuenta de que yo no sabía ser mamá. Que mi experiencia de maternidad hasta ese momento había sido totalmente diferente a como me la imaginaba, y ahora... ¿cómo ser mamá de un niño típico? ¿Podría hacerlo? Ese día no se me vino a la mente nada negativo. No estaba preocupada de tener un segundo hijo con condición.

El domingo, cuando manejaba de vuelta a Ft. Lauderdale para arreglar todo y reiniciar las terapias el lunes, paré en la farmacia y compré una prueba de embarazo. Al llegar al apartamento donde nos estábamos quedando, corrí a hacérmela y ¡salió positiva! Abracé a Lolo, recuerdo que le dije que sería hermanito mayor y que íbamos a planificar para decirle a papá que venía otro integrante a nuestra familia. Ese día me olvidé de que, probablemente, Lolo no entendía lo que le estaba diciendo. Estaba muy emocionada, porque sentir que tenía vida nuevamente dentro de mí me daba una fuerza externa inexplicable.

El lunes recibí a Pepe en el aeropuerto. Lolo tenía un suéter que decía "Hermano mayor". Tuve que pedirle a Pepe que lo leyera porque no se había dado cuenta. Fue muy gracioso ese momento, nos empezamos a reír y nos abrazamos. Creo que ambos sentimos una nueva esperanza. Estábamos ilusionados. Sin haber nacido Billy, ya nos regalaba un nuevo brillo en nuestras vidas.

Un par de días después empezamos a conversar racionalmente Pepe y yo sobre el nuevo bebé. Pepe sí estaba un poco preocupado sobre las posibilidades de que también desarrollara alguna condición. Hicimos cita con el ginecólogo y este nos hizo las pruebas para asegurarnos de que el bebé estuviera saludable.

Mis expectativas con este embarazo eran diferentes. Y, en efecto, fue totalmente diferente al de Lolo. Durante seis semanas me sentí mal, mareada y con vómitos; le cogí asco al agua y al pollo; experimenté cosas que con Lolo no me habían pasado. Recuerdo que me quedaba dormida en la sala de espera de la terapia, la misma que meses después nos recibiría con un nuevo bebé en los brazos. Me sentía más empoderada y estaba disfrutando cada día sin ansiedad. Regresamos a Panamá en noviembre y recuerdo también que en la cena del Día de Acción de Gracias dimos la noticia de que sería un niño. Estábamos muy contentos.

En enero de 2016 nos tocó regresar a Estados Unidos; ya la barriga estaba un poco más grande. Debo decir que aquí me pegó un poco la ansiedad porque me di cuenta de que ahora no era tan libre. La decisión de regresar ya no era cuestión de presupuesto ni de mi agenda o la de Pepe, sino de cuándo nacería Billy. ¿Y si regresa Pepe con Lolo a terapia? ¿Y si tengo al bebé en Estados Unidos? Estas y muchas otras preguntas fueron el inicio de lo que sería mi vida con dos hijos.

Con el embarazo de Billy, yo tenía conocimientos diferentes de lo que era saludable y lo que no. Además, me sentía segura de mis decisiones como madre, quizás porque había estudiado bastante gracias a Lolo. Hasta cierto punto, creo que igual una parte de querer controlar regresó a mí. Pensaba que era muy importante eliminar cualquier cosa externa que pudiera influir en la salud de mi bebé. Esperaba tranquilamente las citas con mis ginecólogos; no era como en el embarazo de Lolo que inventaba cualquier excusa para tener que ir a verlo en el ultrasonido.

Pepe y yo decidimos además ir al taller de una doula. Me quería preparar para el gran día, que sería cuando el bebé decidiera que estaba listo para nacer. Ir al taller de Cinthia Pomaski me ayudó a conectarme más con mi cuerpo, a estar más consciente de lo pasaría pronto, de las cosas que podían suceder y cómo recibir ese momento.

Durante los últimos meses del embarazo también me atreví a hablar con mi esposo sobre un tema muy controversial: las vacunas y cómo las íbamos a poner.

En mi segundo embarazo fui más consciente de que estaba embarazada. Con Lolo nos planificamos para el evento de su llegada, pero con Billy nos dimos amor entre nosotros, fui consciente de mis emociones y me propuse estar mucho más conectada con el momento que con los arreglos del hospital, que igual se dieron, pero no fueron protagonistas.

El 26 de mayo, Lolo dormía mientras Pepe y yo estábamos solos en el cuarto. Hacíamos planes para el día siguiente por si Billy no decidía nacer aún. Alrededor de las 11:00 de la noche le escribí a mi ginecóloga: "¿cómo sabré cuando viene en camino?". Y ella me respondió: "créeme que lo vas a sentir". Y es que con Lolo yo había empezado a sentir los dolores en el hospital porque me habían inducido. Tuve el presentimiento de que el parto sería esa noche. Alrededor de la medianoche le dije a Pepe que me bañaría, ya que me estaba sintiendo un poco diferente, y minutos después empezó el dolor. Le escribí a mi ginecóloga: ¡viene en camino! Llamé a la pediatra para avisarle que estuviera pendiente. Los dolores se fueron intensificando bastante rápido y alrededor de la 1:30 de la madrugada salimos hacia el hospital.

Yo estaba muy feliz. Antes de irnos le avisamos a la nana que estuviera pendiente de Lolo. A diferencia de cuando él nació, Pepe y yo no le dijimos a nadie que íbamos al hospital. Preferimos llegar solos y luego avisar cuando hubiese pasado todo. Así fue, llegamos y solo nos dio tiempo de hacer *check-in*, todo fue tan rápido que la pediatra ni siquiera llegó a tiempo. ¡Qué experiencia tan diferente mi parto de Billy con el de Lolo! Qué importante haber sentido todo, qué conexión tan diferente. Después de pasar todo, recién a las 4:00 de la mañana avisamos a la familia que Billy había nacido. Esa mañana, y por el resto del fin de semana, llegaron amigos y familia a visitarnos, a celebrar la llegada de nuestro segundo hijo. Lolo estuvo gran parte del tiempo con nosotros en el hospital porque era el hermano mayor y le hablábamos sobre la importancia de cuidar a su hermanito.

¡Qué alegría aquel día! Había llegado el que me iba a hacer entender que muchas de las cosas que Lolo hacía eran normales. El que me abriría los ojos para entender que mi vida no podía girar en torno a la terapia, y que la mejor terapia era un hermanito intenso y necesitado de atención. Llegó quien me haría entender que no importan los cambios externos: que la felicidad y la paz están en uno y que no podemos darles la responsabilidad a los hijos de nuestra felicidad.

La vida de Billy en salas de espera

Como conté antes, Billy estuvo en salas de espera desde que estaba dentro de la panza. Desde que nació nos acompañó a todas las terapias en las salas de espera o cuando me tocaba entrar allí estaba él, pegado a mí. Cuando cumplió dos meses nos fuimos a Estados Unidos y pasamos todos los días en la sala de espera mientras que Lolo tenía su terapia. Durante cuatro meses y medio vivimos en un hotel, hicimos largos viajes en carro para incluso visitar amigos en otros estados, fuimos incontables veces a Disney... Sí que disfruté a Billy cuando era bebé.

Mientras estábamos en las terapias de Lolo en Estados Unidos, aprovechamos para que evaluaran a Billy. La persona que lo evaluó dijo que prefería que hiciera terapia, ya que no le gustaban algunos movimientos de su cuerpo. Me parece fascinante cómo con una intervención temprana se pueden evitar tantos problemas que tenemos en nuestra adultez. Sí, puede que suene exagerado meter a Billy en terapia a sus tres meses, y lo dice una persona que se tardó en inscribir en terapia de lenguaje a su primer hijo porque "ellos deberían aprender solos". Pero con todo lo que había pasado con Lolo, pues prefería prevenir y no me arrepiento. Claro está, la preocupación era diferente.

En Estados Unidos hicimos muchas otras terapias con Lolo de las cuales podrás leer más adelante. Todos los exámenes y las terapias que le hacíamos a él también se las hicimos a Billy, y muchos otros incluso nos los hicimos nosotros. Lo raro es que el cuerpo de Billy marcaba niveles fuera de rango en muchos de los exámenes; mostraban incluso algunas cosas peores que los de Lolo. Esto solo me llevó a seguir estudiando más y a relacionar aún más la importancia del funcionamiento eficiente de todo el cuerpo y el desarrollo integral.

Fueron pasando los meses y Billy iba creciendo. Cuando cumplió seis meses le pregunté a una de las doctoras con las que nos hacíamos una terapia que se llama NAET, qué me recomendaba para darle de comer a Billy. Para ese momento él solo tomaba pecho y yo no tenía contacto con ningún pediatra. Ella me dijo que con pecho y aguacate él estaría perfecto. Me explicó que un cerebro en desarrollo necesita muchas grasas saludables. Parece un consejo simple, pero esas palabras me abrieron la mente para hacerme tantas preguntas acerca de la introducción de la alimentación en bebés. A Lolo le introdujimos alimentos mucho más temprano, y cuando empecé a estudiar sobre la salud intestinal me surgió la duda de si su sistema todavía estaba inmaduro para recibir alimentos, e incluso aún me hago la pregunta de si el crecimiento de los dientes es un indicador de lo que uno debe comer. A Lolo su primer primer diente le salió después de que ya había cumplido un año. Todavía tengo muchas preguntas sobre esto, y si bien es cierto no lo he estudiado a profundidad y no me he encontrado con ningún especialista que me explique la relación de los dientes y/o algunos otros aspectos fisiológicos con el desarrollo general y psicológico, estoy casi segura de que encontraría la razón por la cual Lolo, a sus siete años, aún no ha perdido ni un solo diente, y alguna relación entre lo que pasa en el estómago con el desarrollo de la boca.

Pero los tratamientos de Billy no terminaron con ese viaje; muchos de los que leerás que le hemos hecho a Lolo también se los hemos hecho a Billy, y es que a veces necesitamos un empujoncito para que nuestro cuerpo trabaje mejor.

¿Cómo ser madre de un niño típico?

Mientras Billy crecía yo confirmaba uno de mis temores: ¡no tenía idea de cómo ser mamá! Ahora tenía la oportunidad de cumplir aquellos sueños y expectativas de ser la mamá que yo me había imaginado que quería ser. ¡Y vaya que no tenía idea! Qué responsabilidad tan grande tenía Billy a una edad tan corta: regalarme todas esas cosas que no pude vivir con Lolo. Y, sí, tener a Billy en mis brazos, poder alimentarlo, tomar mejores decisiones para su cuerpo y su estabilidad emocional y física, apreciar más el tiempo con mi bebé, me daban una fuerza increíble. Pero no tardé mucho en entender que nada de eso era responsabilidad de él. La llegada de Billy no significaba el fin del autismo, de hecho, puedo decir que su llegada vino a intensificar los mensajes que el autismo me estaba ya regalando: ¡mensajes para mí!

¿Cómo hablarle? ¿Cómo jugar con él? ¿Cómo motivarlo para despertar su curiosidad? ¿Cómo entender lo que quiere? En teoría, el segundo hijo es más fácil porque el primero es con el que se aprende. Sin embargo, cada niño es diferente, incluso los que son típicos. ¿Cómo criarlo para que sea una persona de bien? Qué difícil la tarea la de ser madre y qué difícil es tener la responsabilidad de criar a un ser humano a quien dejas en este mundo.

Además de eso, me preguntaba: ¿cómo hacerle entender a Billy que muchas veces tendría que ayudar a su hermano mayor, pero que cuidarlo no era su responsabilidad? Cargamos a nuestros hijos con responsabilidades que no son de ellos. Tenemos que entender que ellos también vienen a esta vida a vivir su propio camino, y no a ocuparse de los demás, mucho menos de la felicidad y tranquilidad de los demás.

Hoy Billy tiene cuatro años y todavía no nos hemos sentado a hablar con él sobre el autismo, pero en nuestro día a día percibimos que él sabe que su hermano necesita ayuda. Varias veces me ha preguntado por qué a su hermano no le gustaba jugar con él. Llegará el momento en que nos toque sentarnos a hablarle, pero aún no hemos decidido cómo hacerlo. Por ahora, el trabajo es de nosotros: educarlo para que quiera y cuide de su hermano, igual que cualquier hermano haría, entendiendo que ni su hermano ni nosotros somos su responsabilidad.

Billy llegó a este mundo para recordarme que tenía que seguir viviendo, que aunque esté pasando por momentos difíciles, hay muchas otras razones por las cuales debo estar agradecida; que yo soy la única responsable de mi felicidad.

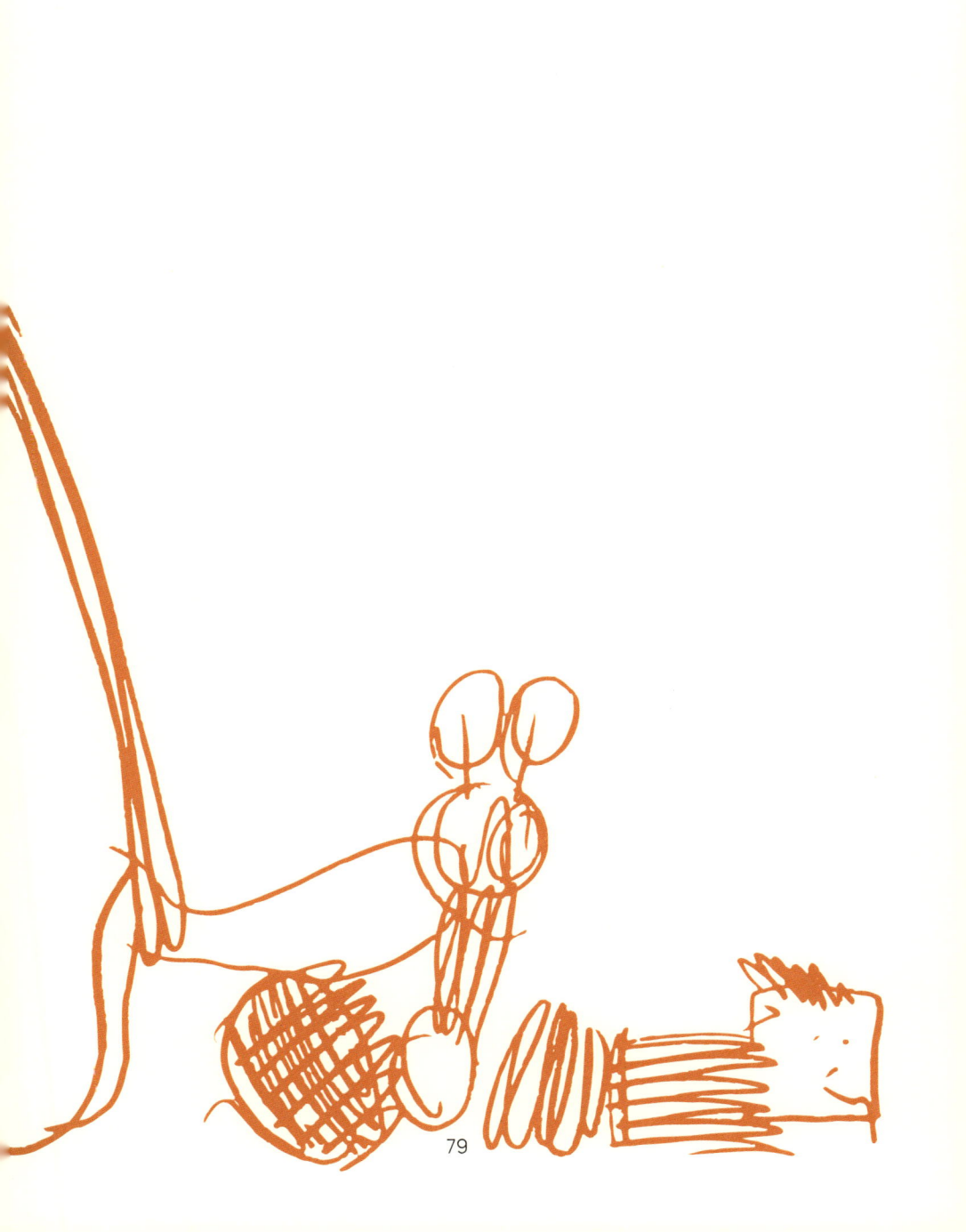

6

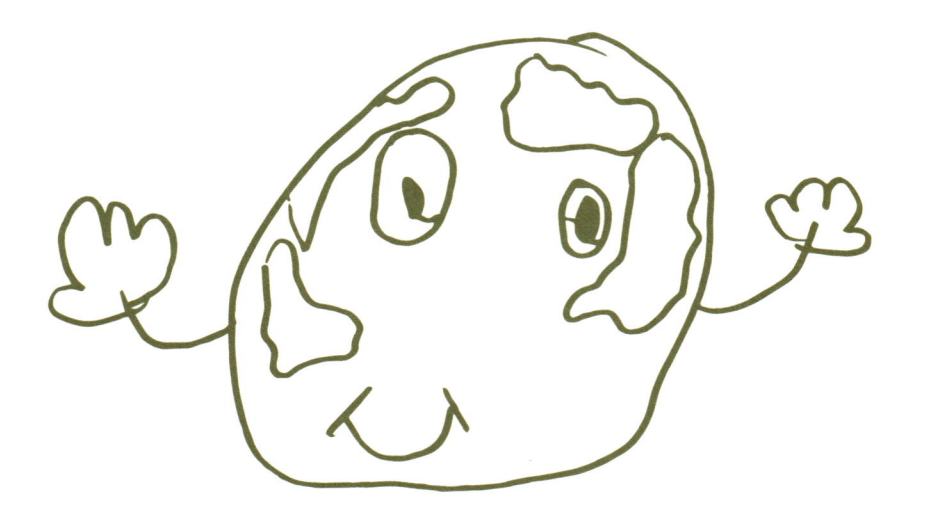

La Inclusión y qué esperar de ella

La exclusión social es uno de los principales problemas a los que nos tenemos que enfrentar día a día las familias que nos toca el camino "diferente" de acompañar a un hijo con una condición. Sin embargo, me pongo a pensar si en realidad los adultos agrandamos el problema. Muchas veces he sentido que han excluido a Lolo, pero esas emociones que despierta el no sentirse incluido las siento yo…, mi hijo muchas veces no se da ni cuenta, o por lo menos parece que no. Supongo que habrá niños, tal vez más grandes, que sí están conscientes de que los excluyen, pero vale la pena explorar si es un sentimiento que viene de ti o de tu hijo.

Recuerdo una frase que leí en mis miles de búsquedas sobre autismo, que decía: "el autismo no es una tragedia; la tragedia es la ignorancia". Yo no conocía mucho del autismo cuando mi camino comenzó, ¿cómo pretender que las personas que no han sido tocadas por el autismo lo sepan? Ahora que mi vida incluye una condición que pocos conocen, a pesar de que cada vez es más común porque el número de casos va en aumento, me doy cuenta de que hay miles de condiciones de las que no se habla. Y es que para ser inclusivo no hay que conocer todas las condiciones. Creo que es importante comenzar a normalizar y traer a la conversación el tema de la inclusión de una manera más práctica y accionable.

Inclusión en el sistema escolar

La búsqueda de un colegio que incluya a tu hijo es una experiencia que duele en el alma. Cuando converso con otras madres sobre esto, coincidimos en que quizás esa sea una de las situaciones que más nos marcan. Llega un momento en el que uno ya está a la expectativa del rechazo. El dilema de ubicar a un niño con una condición en nuestro sistema educativo ya es complicado de por sí. Los colegios públicos no siempre son la mejor opción, y si puedes pagar un colegio privado, los precios cada vez son más altos. Sin tomar en cuenta que los gastos de las familias con un niño en el espectro son bastante altos. Según Autism Speaks, el promedio de gastos anuales de una persona con autismo durante la infancia ronda los $60,000 al año. Estos gastos se van incrementando a medida que el niño va entrando a la adultez.

En nuestro caso, no habíamos considerado la posibilidad de que no aceptaran a Lolo en la escuela, y los rechazos nos hicieron sentir confundidos. Ya Lolo había estado en diferentes maternales y en terapia desde antes de los dos años; lo habíamos estado preparando para este momento. ¿Estaba nuestro hijo tan inadaptado como para ser rechazado en un colegio, incluso acompañado de un tutor personal como nos exigían? Con los dos colegios en los que aplicamos fuimos abiertos, sin esconder la condición de Lolo, por más que muchos nos habían aconsejado que lo hiciéramos. Pensábamos que si íbamos con la verdad de frente, se darían cuenta de que no estábamos intentando pagar para, simplemente, pasarles un problema a ellos, sino que éramos padres que estaríamos siempre haciendo terapias paralelamente y trabajando para que nuestro hijo pudiera estar cada vez más adaptado al ambiente e ir avanzando. Fue muy sorprendente para nosotros recibir el rechazo de ambos, porque eran dos colegios costosos y que se anunciaban como inclusivos. Sin embargo, los dos hicieron que Lolo pasara por una entrevista sin permitirle demostrar que era capaz de estar en un salón de clases.

Puedo recordar como si fuera ayer la experiencia de ambos procesos. El primer colegio en el que hicimos cita quedaba diagonal a nuestra casa. Ya éramos parte de la comunidad. Este se publicitaba como inclusivo. Nos invitaron para hacernos una entrevista, lo visitamos y estábamos muy emocionados de formar parte de él. El día de la entrevista fue un desastre. Recuerdo que nos pidieron que nos sentáramos en la oficina de admisiones; yo sudaba por los nervios, pensando en cómo se iba a comportar Lolo. Mientras esperábamos, Lolo puso unas hojas en el piso y empezó a colorear. Cuando llegó la encargada de admisiones, lo miró y le dijo: "espero que no me rayes el piso". Yo sentí que le habló tan seria que decidí pararme y ayudar a Lolo para que recogiera los colores y los pusiéramos de vuelta en la silla. Creo que hubiera sido más fácil darle el celular y que se entretuviera viendo pantallas, pero nunca he estado a favor de que los niños usen el celular, aparte de que seguro lloraría si después se lo intentaba quitar.

Estuvimos conversando un rato; le comenté a la encargada nuestra historia y todo lo que habíamos hecho con Lolo hasta ese momento. Lolo tenía tres años y cinco meses, y ya habíamos hecho bastantes terapias. Ella intentó hacerle una entrevista, pero él no hablaba, por lo que fue imposible. La encargada de educación especial sugirió que programáramos una cita para que Lolo pudiera entrar al salón de clases y ver su comportamiento. "Sería excelente que pudiéramos probar cómo se comporta en el salón de clases", fueron más o menos sus palabras. Yo estaba muy contenta y estaba segura de que Lolo lo haría bien. Acordamos que nos asignarían una hora para que fuéramos al día siguiente, pero por más que llamé y escribí, nunca recibí respuesta. Seguí enviando *e-mails* y llamando todas las semanas hasta que, finalmente, dos meses después, recibimos un correo en el que nos informaban que no había cupo para Lolo.

Dear Melanie
Thank you for your application to xxxxxxxxxx. It has been a pleasure to meet with you and Jose. We have now completed our first round of evaluations.
This year we have had more applicants than we can accommodate, and therefore we are unable to offer you a confirmed place in 2016-2017.

We have added you to our wait list, and we anticipate that several places will become available as admitted applicants confirm whether they will be enrolling for the fall.

On behalf of the admissions committee, I would like to thank you for your continued interest in xxxxxxx.
Best regards.

Estimada Melanie:
Gracias por tu aplicación al colegio XXXXX. Ha sido un placer conocerte a ti y a José. Hemos terminado nuestra primera ronda de evaluaciones.

Este año hemos recibido más aplicaciones de las que podemos acomodar y, por lo tanto, no podemos ofrecerle un cupo confirmado para el año escolar 2016-2017.

Los hemos agregado a nuestra lista de espera y anticipamos que habrá varios lugares disponibles a medida que los solicitantes admitidos confirmen si se inscribirán en otoño.

En nombre del comité de admisiones, quisiera agradecerles por su continuo interés en nuestro colegio.

Atentamente.

¿Qué hace una familia cuando desea pertenecer a una comunidad y darle la oportunidad a su hijo para que comparta con otros niños y se eduque, cuando recibe una carta de rechazo sin explicaciones concretas? Yo sabía por qué lo habían rechazado, sin embargo, estaba confundida, porque justo un día antes de recibir el correo escuché un programa de radio en el que entrevistaron a la encargada de educación especial de ese colegio y hablaba de que era un colegio inclusivo. Estaban haciendo visitas a los medios para reclutar a estudiantes.

Cinco meses después de haber recibido el rechazo intentamos en otro colegio que me había referido una amiga. Este también decía ser inclusivo. La experiencia fue muy similar y la respuesta fue:

"Buenas tardes Sr. Meana y Sra. Milanés, Adjunto encontrará la carta con la decisión final de parte del comité de admisiones. De tener preguntas al respecto no duden en contactarme. Saludos cordiales".

Aunque también nos rechazaron en ese colegio, cuando leí la carta me sentí mejor, porque decía que el comité de admisiones no consideraba que mi hijo se beneficiaría de la educación y metodología de su colegio.

Después de estos rechazos, continuamos haciendo terapias y Lolo iba a un maternal. Yo estaba consciente de que él no interactuaba con los otros niños, pero al menos le tocaba entender que el mundo no giraba alrededor de él y que tenía que pertenecer a este mundo. En pocas palabras, eso era todo lo que esperábamos de una escuela.

No los culpo, de hecho, les agradezco, porque si no podían acomodar a mi hijo e incluirlo, le habrían hecho un daño si lo recibían. Pero ¿por qué se mercadeaban como escuelas inclusivas? ¿Qué es ser inclusivo? Allí empecé a ver la cruda realidad de que la inclusión tiene términos y condiciones. Que es casi una exclusividad en vez de inclusividad.

Considero que la manera de rechazar a una familia es ir de frente con la verdad: "no podemos aceptarlo porque no sabemos manejar la situación". ¿Por qué tener miedo de sentarse con la familia y explicarle que, lamentablemente, no saben cómo lidiar o que no quieren lidiar con algunas condiciones, sea cual sea la razón, ya sea que no tengan los especialistas, los recursos o cualquier otra excusa?

¿A qué se referían los colegios a los que aplicamos cuando decían ser inclusivos, si a mi hijo de tres años, que yo estaba intentando incorporar al sistema solo para que compartiera con otros niños, no lo podían aceptar? El manejo de una condición mental puede ser complejo, y puedo entender hoy que no tengo rabia con el sistema y que está bien que un colegio te rechace. De hecho, ese rechazo es hacerte un favor. ¿Por qué incorporar a tu hijo en un sistema que no hará que avance? ¿Por qué inscribir a tu hijo en un colegio para que esté con otros niños si ni siquiera está presente? Pero ¡qué temor nos da a nosotros también aceptar esa realidad! Es un miedo porque la sociedad nos dicta que nuestros hijos a esa edad deben estar en la escuela, sin embargo, a los tres años los niños no tienen que estar en la escuela. Hoy aconsejo a los padres que mejor inscriban a sus hijos en actividades recreativas o deportivas que los ayuden a socializar y avanzar en su desarrollo, incluso si es en otras áreas de la vida aparte de la académica. La escuela no lo es todo y el sistema no es para todos.

Pues, adivina. A mi Lolo, justo un año después del rechazo en ese primer colegio, lo admitieron. Te cuento cómo fue: Yo estaba de viaje cuando vi el anuncio de un preescolar que me llamó la atención y le avisé a Pepe para que llevara a los niños, a ver si conseguía cupo. Allí Pepe pudo hablar con la directora, *teacher* Monique, quien no solo nos dio cupo para los dos, sino que además se interesó en escuchar la historia del rechazo de la otra escuela y le comentó a Pepe que ella conocía a la directora de ese colegio y que la llamaría.

Las estrellas se habían alineado, pues al día siguiente de esa conversación Pepe asistió a una reunión con los vecinos y, por alguna razón, el tema de las escuelas salió a relucir. Al contar la historia del rechazo, unos vecinos que estaban activos en la escuela le dijeron que hablarían con la directora y que justo la encargada de admisiones se había ido.

Recuerdo que cuando Pepe me contó todo esto, yo estaba en negación. Todavía sentía rabia, no quería ir a un lugar que ya había rechazado a mi hijo, aunque estaba segura de que para Lolo iba a ser una gran experiencia, pues tendría la oportunidad de estar en una escuela al lado de su casa y el programa de música que se daba allí me encantaba.

Cuando llegué de viaje fuimos a la reunión. Al regresar a casa recuerdo que recibí un *e-mail* minutos después que decía que Lolo había sido admitido, pero que para poder aceptar el cupo tenía que pagar los servicios de una tutora que la escuela asignaría. En momentos de desesperación, los padres hacemos lo que sea por nuestros hijos. Accedimos, pero puedo decir que internamente me sentía mal, ya que solo por los servicios de la tutora estábamos pagando la colegiatura de una educación universitaria privada. El 1 de marzo Lolo oficialmente estaba inscrito en la escuela y empezaría pronto, aunque el año escolar estaba por finalizar, pero esto le permitiría que se fuera acostumbrando. A Billy también lo matriculamos y él comenzaría en agosto su PK2.

Celebramos cada logro de Lolo ese primer año. Recuerdo el primer acto en el que iba a cantar; me enviaron un video de lo bien que practicaba en el salón, y aunque el día del acto no quiso hacer nada, solo ver a mi hijo allí me llenaba de tanto orgullo. Tuvimos la suerte de contar con una maestra muy especial, *teacher* Nina, que con mucho amor lo recibía cada día. La tutora ese año también fue un gran apoyo para nosotros, una chica que no tenía ningún tipo de especialización en autismo y de hecho sabía poco inglés, pero estaba siempre dispuesta a apoyarlo. Se notaba cómo Lolo había encontrado en sus maestras apoyo para poder sentirse bien.

En cuanto a los niños del salón, aunque hablaban fluidamente, no sentía la diferencia tan grande. Y es que a esa edad la brecha no se nota tanto. Es por esto que la mayoría de los niños ni siquiera están diagnosticados a esa edad, pues en muchos casos es cuando entran a prekínder cuando empiezan a notarse las diferencias entre lo que hacen los otros y lo que no hace el niño con alguna condición. Y viceversa, lo que no hacen los otros y sí hace el niño con condición, como dar vueltas, estar solo, o golpearse, entre otras estereotipias.

Lolo siguió en el colegio hasta que cerró debido a la pandemia por la Covid-19 al finalizar el año lectivo 2019-2020, pero esos dos últimos años ya había experimentado el sentimiento de "incluyendo excluyendo", y es que la brecha se hacía cada vez más grande. Y por más que Lolo tuviera tutora y la mejor de las disposiciones de sus maestras, a los niños de su salón les interesaban otros temas de conversación y tenían otros intereses con los que mi hijo no conectaba. Ya me cuestionaba si de verdad valía la pena pagar todo ese dinero y no sentir que él estaba aprovechando al 100 % el colegio. Mi sentir era que seguía mandando a Lolo solamente para que tuviera que entender el mundo en el que vivía. Aunque me toca resaltar que a él le encantaba su escuela, se despertaba siempre feliz y no se quería ir de allí nunca. Estas son las cosas que quisiera entender y escuchar de su boca, ¿qué era lo que tanto le gustaba? ¿Qué sentía Lolo al estar allí? Cómo deseaba que llegara un día y me contara todo lo que hizo, su parte favorita del día y la que menos le gustó; qué había aprendido.

La escuela me dio la oportunidad de saber que a mi hijo le gustaba la música. Creo que era una de las clases donde más incluido estaba. Mr. Antonio fue una persona muy importante en nuestra etapa en esa escuela. Creo que ver que a Lolo le encantaba la clase de música me abrió los ojos para poder evaluar otras actividades en las que podía involucrarlo, más allá de lo académico, sin sentirme tan rara.

Al final, Lolo pudo demostrar que sí podía. Esta etapa me hizo entender que la inclusión a veces es exclusiva; que la gente rechaza lo que no conoce, y esto es natural, pero también que es responsabilidad de los que hoy estamos sufriendo el rechazo el alzar la voz para construir una sociedad inclusiva. Es importante que las personas que no estén pasando por ninguna condición conozcan la realidad, porque el día de mañana quizás necesiten que la sociedad los incluya, o a uno de sus seres queridos.

Inclusión social

Existe el Día del Autismo, el Día del Cáncer de Mama, el Día de la Depresión, e incluso el Día de las Enfermedades Raras. Estas fechas tienen el objetivo de despertar la conciencia sobre las diferentes condiciones y enfermedades, pero ¿estamos haciéndolo bien? ¿Es suficiente asignar un día para informar al mundo y hacer que la sociedad sea inclusiva?

Veo luchas para que no se llame a una persona autista, sino una persona con autismo. Pero ¿esa es la lucha que importa? Modificar la semántica no mejora la conciencia de convivencia con los que son diferentes. Considero que tenemos que alzar la voz y traer el tema a la conversación, no solo de las condiciones, sino de lo que la sociedad necesita cambiar para que seamos verdaderamente inclusivos.

Una vez estábamos en un parque con un grupo de amigos, todos con hijos con alguna condición. Pepe se fue con Lolo y lo dejó que jugara solo mientras él lo observaba de cerca. Había una niña con su papá y estaban jugando *tic-tac-toe*. Lolo se acercó y al parecer movió uno de los cuadros, y el papá se enojó con Lolo. Pepe se molestó, pero simplemente le dijo a Lolo que se fuera a jugar a otro lado. Cuando llegó a contarnos, todas las mamás le dijimos: "¿por qué no le dijiste que tenía autismo?", a lo que él respondió: "autismo o no, no entiendo qué hace un papá enojándose porque venga un niño y tenga curiosidad de tocar un juego que está en un parque público. No tengo que estar dando lástima a nadie".

Entiendo el punto de Pepe, pero no es crear lástima; es crear consciencia. La inclusión se trata de preservar el valor y la dignidad de cada persona, que son derechos fundamentales de todo ser humano. Lamentablemente, muchas personas no han tenido la oportunidad de ser criadas en un ambiente inclusivo. Y digo la "oportunidad" porque es enriquecedor criarse en un ambiente donde podemos entender que las personas son diferentes y que tenemos que ser tolerantes y comprensivos con todos. Enseñamos a nuestros hijos con el ejemplo, y esas pequeñas acciones discriminatorias son vistas y aprendidas por ellos. Mi invitación es a que cuidemos que esas acciones den un ejemplo de solidaridad e inclusión.

A mí me pasó algo similar en un parque. Una niña se zurró en el tobogán y Lolo vino detrás sin dar suficiente tiempo para que la niña se levantara y la golpeó. El papá de la niña se enojó. Yo no estaba tan cerca, pero vi que él le estaba gritando a Lolo. Me acerque y le dije: "no lo hizo de maldad, de hecho, no le pasó nada a su hija; son niños, están jugando en un parque y mi hijo tiene autismo y no midió que su hija no se había levantado". Él quedó en *shock* cuando le dije que Lolo tenía autismo. Su cara era épica, no sabía si pedirme perdón por haberle gritado o si pedirme perdón por tener un niño con autismo. Le dije a Lolo: "ten cuidado", y me fui lejos para darle espacio de ser un niño. Y es que este tipo de situación no solo pasa con niños con condición; cualquier otro pudo haber hecho lo mismo con la emoción de estar en el parque jugando. Creo que estamos criando una sociedad en la que protegemos mucho a los niños; los parques están llenos de padres vigilándolos en cada movimiento, con miedo de que algo malo les pase; no dejamos ni siquiera que los niños se caigan.

¡Qué importante es dejarlos caer y aprovechar el momento para enseñarles que está bien caerse, pero hay que levantarse, sacudirse y seguir!

Y si bien estamos en la lucha por la inclusión, ¿cómo exigirla si nos da vergüenza decir que somos diferentes? ¿Será que la verdadera lucha antes de la inclusión debe ser normalizar que "somos diferentes"? ¿Recuerdas, cuando eras niño, algún momento en el que viste a alguien que tenía una diferencia física o que estaba en sillas de ruedas? ¿Recuerdas qué hiciste? La mayoría responderemos: quitamos la cara. Y sí, eso es lo que nos enseñan: no mires para allá... pero no mirar "para allá" significa no reconocer a la persona que es "diferente" y entonces la excluimos. Muchas veces ni siquiera sabemos cómo hablarle o si mirar a los ojos a alguien que físicamente tiene alguna diferencia, porque no nos enseñaron desde chicos a cómo actuar con esas personas. ¿Y si simplemente utilizamos el hecho de que somos naturalmente curiosos para construir una sociedad más inclusiva? Esto es para ambas partes: para la persona que ve a alguien con una condición y también para la familia que tiene a la persona con condición. Digo esto porque exigimos inclusión, pero nosotros mismos escondemos lo que sea que nos hace diferentes, muchas veces siendo eso nuestros hijos.

Conozco muchas familias a las que les cuesta decir que su hijo tiene una condición. ¿Qué dirá la gente? Le va a doler si se entera de que tiene algo diferente. Le va a costar ser aceptado. Pero ¿adivina qué?: la gente igual va a hablar. Muchas veces puede hablar más si lo escondemos, porque igual va a percibir y por curiosidad humana va a comentar del tema. Y también hay que entender que los comentarios no siempre vienen con maldad, muchos son hechos desde nuestra ignorancia o por la ingenuidad de un niño, de allí la importancia de educar. Yo sé que no todas las personas se sienten cómodas hablando de su condición, pero parte de la aceptación es poder hablar de eso sin sentirse mal. Hablar sobre autismo abiertamente me ha hecho sentir empoderada y crear un mejor ambiente para mi hijo.

No, yo no le digo a mi hijo: "tienes autismo, por lo que tienes derecho a comportarte de equis manera". Pero los que me rodean saben que si hace algo "diferente", no lo hace de maldad, pero que igual hay que corregirlo. El autismo, o ser diferente, no es una licencia para que hagamos lo que nos dé la gana. Tenemos que ser igual de respetuosos con los demás.

Ser diferente no es un problema, y la lucha por la inclusión es un tema social. Considero que una sociedad que practica la inclusión tiene una gran oportunidad de enriquecimiento. Pero, ¿si nunca se toca el tema? Si en casa nuestros niños escuchan comentarios de adultos que hablan mal de las personas diferentes, es esto lo que van a repetir.

No lo tomes personal

La inclusión es algo por lo que toda la sociedad debería estar luchando. En la lucha para que mi hijo fuese incluido me di cuenta de que parte de ella la hacía yo para sentirme incluida. Por allí hay un dicho que dice: "Donde mi hijo no cabe, yo tampoco; donde mi hijo no puede estar, yo tampoco; donde no quieren a mi hijo, a mí tampoco me quieren".

La inclusión es una lucha social, no sabemos cuándo vamos a necesitarla. Lo cierto es que muchas veces nuestros hijos ni se enteran de que no están siendo incluidos, lo sentimos nosotros, sentimos las miradas de las personas juzgando. Estos años me han enseñado que no lo podemos tomar personal y que tampoco podemos juzgar el hecho de que nos miren con juicio, porque entonces nosotros estamos haciendo lo mismo.

A veces no son miradas de juicio, sino simplemente de curiosidad, de no saber cómo mirar... a veces no sabemos mirar lo que no conocemos... no podemos dejar de vivir ni prohibirles a nuestros hijos que puedan crecer en momentos de dificultad por pensar cómo las personas nos van a mirar.

Pero el derecho de uno termina donde empieza el derecho de los demás y tampoco es correcto incomodar a otras personas permitiendo que nuestros hijos se comporten como quieran. Definitivamente, debemos buscar espacios seguros para enseñar a nuestros hijos a comportarse con otros niños en lugares públicos, y sería una linda oportunidad para que otros niños típicos pudieran practicar su empatía y conocer cómo comportarse con un niño con autismo y otras condiciones.

La manera de poder cambiar esto es educando. ¿Qué podemos hacer si nos miran mal? Pues quizás acercarnos y decir: "mi hijo tiene autismo, ¿tienes alguna pregunta?". No tienes que hacer siempre esto. Puedes también simplemente ignorar... pero si ignoras y te sigue afectando emocionalmente... entonces no estás ignorando. Abrirnos a querer educar, no ser nosotros los que empecemos a juzgar a nuestros hijos solo por la mirada de los otros. Las otras personas son nuestro reflejo ¿Qué nos quiere enseñar la mirada de esa persona? Y si te sientes incómodo, pues lo más fácil es levantarte e irte... eso también está bien. Pero no te llenes de rabia, no lo tomes personal ni tampoco pretendas que le puedes huir a eso toda la vida.

La inclusión comienza en casa

La inclusión comienza en nuestros hogares y no podemos tener miedo de traer el tema a la conversación. No podemos tener miedo de hablar sobre el autismo ni de ninguna otra condición.

Cuando empecé a hablar sobre el autismo de Lolo, muchos me decían que lo que hacía estaba mal. Que lo estaba etiquetando. Que si en algún momento iba a ser "normal", ya yo le estaba dando la fama de "especial". Incluso me decían que si en algún momento Lolo se enamoraba, a los padres de su pareja no les iba a gustar que estuviera con alguien con una condición. Y sí, somos los adultos los que tenemos que comenzar con la inclusión. ¿Y si normalizamos el hecho de que hay personas diferentes y que ser diferente no es malo? ¿Y si entendemos que no tiene nada de malo querer normalizar el hecho de que mi hijo tiene una condición y que si hablo de ella no es buscando lástima?

Escuchar esos comentarios me hizo pensar mucho en qué nos enseñan como sociedad. También me abrió los ojos para ver lo poco tolerantes que somos. Creo que una de las cosas que más me ha dolido es escuchar: "no estés con niños que están peor que Lolo, porque sino no va a mejorar". ¿Por qué pensar así? ¿Acaso no me dolería pensar -y sé que pasa- que los niños que están mejor que Lolo tampoco deberían estar con él?

Aún recuerdo cuando fuimos un fin de semana a un apartahotel de playa con unos amigos de mi esposo a quienes quiero muchísimo, y que han sido los amigos más inclusivos que hemos tenido. Nadie más del grupo tiene hijos con condiciones. Esa noche nos juntamos en uno de los apartamentos. Lolo estaba incontrolable, dando vueltas (en ese momento tenía esta estereotipia) y recuerdo que los niños lo empezaron a llamar loco. Sabía que los niños no lo hacían con maldad, eran niños. Pero mi reacción fue llevarme a Lolo para mi cuarto. Cuando se durmió, no dejé de llorar, ¡qué noche más difícil aquella!

¿De qué otras formas incluimos a Lolo en nuestra familia? En casa, para evitar que Lolo fuera el único "diferente", cambiamos la alimentación. De hecho, ahora mismo si hay algo "raro" en la casa es porque es de mi esposo, pero el día a día de la comida se hace basado en lo que Lolo puede comer.

Sabemos que nos dejaron de invitar a casa de amigos y a cumpleaños porque Lolo era muy hiperactivo.

Las personas dicen y hacen cosas discriminatorias sin darse cuenta, especialmente los niños. Esto es normal y tenemos que tener nuestro corazón con un escudo y entender que en la búsqueda de la inclusión nos tocará aceptar comentarios y acciones que pueden romper el corazón de nuestros hijos y el nuestro.

¿Qué es ser normal?

Que sea deportista, que sepa muchos idiomas, que no sea penoso, que sepa comer bien, que duerma solo, que toque un instrumento, que le guste la "buena música", que sobresalga en todo. A veces siento que la sociedad se ha vuelto una competencia de padres y nuestros hijos se han vuelto nuestros trofeos.

Qué difícil era ver a mis amigos acompañando a sus hijos a los partidos de fútbol. Y ni se diga de los videos de sus hijos recitando un poema en la escuela. Qué doloroso saber que yo no podría disfrutar de un hijo "normal".

Mi trabajo me ha hecho conectar con jóvenes, y cada vez más me pregunto qué es ser normal. ¿Están los jóvenes hoy en día cumpliendo sus sueños o los sueños que sus padres no pudieron cumplir? Chicos con depresión y con niveles de ansiedad que solo sufren adultos con miles de responsabilidades y cuentas por pagar.

Yo, de verdad, ya no sé qué es ser normal. Niños de dos años adictos a las pantallas con padres que dicen: "mi hijo se porta bien y no molesta". Padres peleándose con sus hijos de ocho años porque tienen que hacer tareas y deben estudiar con ellos hasta los fines de semana; niños que no quieren salir a jugar porque prefieren estar con el celular. Niños menores de ocho años medicados porque "no se quedan quietos". Niños de cuatro años diagnosticados con déficit de atención porque no se quedan sentados escuchando a la maestra, pero sí se pueden quedar horas en el celular sin ningún tipo de problema. ¿Qué estamos haciendo? Sinceramente, ¿quiero que mis hijos pertenezcan a esa normalidad?

Incluyendo y excluyendo

Pero en el colegio no fue la única vez que nos sentimos excluidos. En el área donde vivimos hay una escuela de fútbol. Decidimos inscribir a nuestros dos hijos porque era una excelente oportunidad para que Lolo pudiera practicar un deporte y a la vez todo lo que esto trae consigo: esperar su turno, competir, jugar con otros niños y hacerle caso a una autoridad (el *coach*). Varias veces estuve tentada a ir a verlo practicar, como hacían otras mamás, pero yo sé que cuando estoy allí él se concentra menos.

Un día decidí verlo desde lejos. Lo vi sentado en una esquina mientras todos los otros niños estaban en fila esperando para hacer los circuitos. Mi hijo no estaba participando. No pude contenerme, me acerqué y lo llamé desde la puerta y nos fuimos a casa. El *coach* esa tarde me escribió para decirme que no podía con él. Pepe ya había intentado decirle que él podía quedarse adentro para poder guiarlo personalmente, y si me hubieran dicho que tenía que contratar a alguien para que les apoyara, lo hubiera hecho sin pensarlo dos veces, pero simplemente era más fácil no tener que lidiar con el problema.

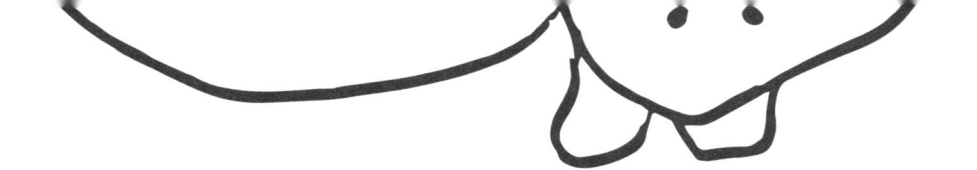

Todos tenemos derecho a pertenecer, todos tenemos derecho a jugar un deporte y realmente a esa edad yo no estaba buscando que me formaran al mejor futbolista, yo solo quería que él se viera en la necesidad de entender que el mundo tiene reglas que se deben cumplir. El deporte es recreativo y todos deberíamos tener la oportunidad de disfrutarlo. Me pregunto, si no me hubiese acercado aquel día, ¿mi hijo iba a seguir estando incluido, pero a la vez excluido? ¿Qué les estamos enseñando a los otros niños con eso? ¿Por qué no aprovechamos también en esas situaciones para crear personas más conscientes, tolerantes y sensibles? ¡No! No estoy diciendo que los otros niños tengan que "cuidar mi problema", pero ¿no se forman mejores y más sensibles líderes cuando se les da la tarea de asegurarse de no dejar a nadie atrás? ¿O tratar de incluir cuando un niño por su condición decide estar solo?

Después del suceso de fútbol, conocimos al *sensei* Eduardo Frías, el fundador de Fundesen, una metodología para enseñar karate a niños con condiciones especiales. Ver a mi hijo vestido con uniforme de karate y formando parte de una actividad extracurricular me llenaba de felicidad. Puede que sea mi ego el que habla, pero el ser humano es un animal gregario, nacimos para ser parte de una comunidad, y ver que mi hijo finalmente pertenecía me llenaba el alma.

Qué fácil es venderse como una institución inclusiva. Qué lindo suena decir "somos inclusivos". Pero, qué fácil es cuando nuestra manera de incluir igual excluye. Qué fácil es hacer una escuela inclusiva y sacar a los niños del salón para instruirlos con material diferente. ¿Por qué no simplemente se les explica en clase que van a dar algo diferente, y también a los otros niños que todos tenemos inteligencias y maneras distintas de aprender, para que podamos ver lo "diferente" como algo más normal?

Pero, todo esto empieza desde nuestra creencia de inclusión. No necesito que mi hijo sea igual a los demás; está bien que sea diferente; está bien aceptar que es diferente. No tengo que esconder la condición de mi hijo. Necesitamos crear una sociedad más consciente para no tener miedo de lo que digan los demás.

Kelsey Morris es psicopedagoga, analista de conducta, con una especialidad en Educación Especial. Está encargada del departamento de educación especial en un colegio privado de Panamá. Cuando la conocí, pensé al instante que necesitamos más personas como Kelsey para lograr una sociedad verdaderamente inclusiva.

ENTREVISTA CON KELSEY MORRIS

¿Qué es la inclusión?

La inclusión es una mentalidad. La inclusión busca el valor en cada ser humano, independientemente de sus habilidades. La inclusión también es acción; se trata de tomar las medidas necesarias para garantizar que las comunidades y sistemas se establezcan de una manera que funcione para todos.

Integración versus inclusión en las escuelas

La inclusión no se trata de integrar a niños con necesidades especiales, sino de utilizar prácticas inclusivas para remover las barreras que están impidiendo que el niño/a tenga el acceso y las oportunidades que los demás niños tienen.

¿Cuáles son los ingredientes clave para la inclusión dentro de la escuela?

Es de mucha importancia el trabajo en equipo y que todos los docentes tengan la misma mentalidad inclusiva para lograr la inclusión dentro de la escuela.

¿Por qué no ocultar las necesidades especiales para que acepten a tu hijo?

Para encontrar la escuela para su hijo/a es necesario que la escuela esté anuente a sus necesidades especiales para lograr la inclusión. No se trata de integrarlo en la mejor escuela de Panamá, sino de encontrar la mejor escuela para su hijo/a.

Beneficios de la inclusión para la comunidad

Un concepto erróneo de la inclusión es que los únicos que se benefician de la inclusión son los que están siendo incluidos, y que las personas sin discapacidades son perjudicados. Sin embargo, los estudios indican que la inclusión tiene beneficios para todos. Algunos de estos beneficios incluyen la empatía, la cognición social y el desarrollo de principios morales.

Mentalidad inclusiva en las comunidades...

La inclusión es un trabajo en equipo. He podido ver, en mis pacientes, las innumerables horas de visitas al médico, terapia y reuniones con sus maestros, enfocadas en cómo incluirlos y enseñarles lo que necesitan para lograr la inclusión. Pero es importante encontrarnos en el medio y que la comunidad también aprenda cómo incluir a estudiantes con necesidades especiales.

¿Cómo podemos promover la inclusión en nuestra familia?

Tips para promover la inclusión en sus familias:
- Enséñales a decir hola y/o presentarse.
- Normaliza las preguntas
- Estimula la curiosidad a través de libros, películas, series con personas con necesidades especiales. Aprovechemos estas herramientas para crear oportunidades y tener conversaciones acerca de la inclusión.
- Sé un ejemplo: El ejemplo es el mejor método de enseñanza. Tener una familia inclusiva empieza con el ejemplo de los adultos.

¿Cómo aprovechar la curiosidad de los niños para educar?

Muchas veces las preguntas surgen al ver a una persona con una necesidad especial y pueden crear una situación incómoda. Es importante anticipar estas situaciones y prepararse. Es normal que los niños hagan preguntas; son curiosos. En lugar de silenciar, debemos aprovechar la curiosidad de los niños para educarlos.

(Morris. K, comunicación personal, 13 de noviembre de 2020).

Carta de un amigo

Voy a tratar de ser lo menos melodramático posible sobre el tema, pero, en general, ¡para mí significa mucho!

Resulta que Pepe, que es el papá de Lolo, es uno de mis mejores amigos, y por cosas de la vida, cuando estaba saliendo con Mela, estábamos en frecuencias distintas y venimos a retomar el tema cuando ya estaban casados; ojo, y aclaro: jamás hemos discutido.

Melanie y Pepe se casan y tienen a Lolito, quien desde temprano ¡se robó las luces! Recuerdo que ambos teníamos a nuestros hijos mayores con problemas de lenguaje y compartíamos información de médicos, y hasta aprendí de ellos a limpiar las narices de los niños con solución salina y jeringas, ja, ja, ja. Ahora soy el tío mocos de los hijos de mis hermanos.

Verlos a ellos pasar por todo lo que significó entender dónde estaban parados y hacia dónde iban para mí fue realmente impresionante. Recuerdo que nos encontrábamos en Miami para cenar, nosotros de paseo y comprando ropa para Jean Lucca, que venía en camino, y ellos ya estaban buscando y atendiendo el tema con quienes consideraban los mejores, no importaba el qué o el cuánto. Pepe se tomó el rol de "vamos, ok vamos, sigamos", y Melanie era la que buscaba información del tema hasta debajo de las rocas. Creo que por su búsqueda incansable pudo conocer tanto o más que aquellos que han estudiado formalmente el tema. Al principio, no puedo mentir, pensé que ella estaba exagerando, pero, poco a poco, conforme fue pasando el tiempo, me di cuenta de que todas las cosas que ella estaba aplicando en su casa y en su familia tenían una razón y posibles resultados positivos para el gran Lolo; ¡querer invitarle a Lolo algo de comer era imposible! Hasta las galletas eran homemade. ¡Iban a los cumples de mis hijos con su lonchera!

Pepe y Melanie siempre han apostado por la inclusión, ¡cosa que nunca ha sido fácil! Recuerdo cuando yo estaba buscando escuela para Jean Lucca y les comenté acerca de un colegio donde, en mi cita para ver si recibían a mi hijo, comenté el caso de Lolo. La encargada de admisiones en aquel momento me dijo que claro, que no había ningún problema, cosa que no fue cierta, pero al final se alinearon los planetas, ella no siguió trabajando más en la escuela y Lolo ingresó con sombra, ja, ja, ja. Sí, sombra es la palabra que dice Pepe para la asistencia adicional que ellos mandan con Lolo para que atienda y aprenda lo más que pueda. ¿Ven cómo aún siguen dando el todo, sin límites? ¡¡ADMIRABLE!!

Lolo estaba en fútbol con mis hijos. Yo, por mi tipo de trabajo, llevaba a los míos todos los días y nos encontrábamos con Lolo siempre. No era fácil para mí ver que no lo atendían bien y siempre quedaba yo haciendo las cosas con él, tratando de buscarle la forma divertida de hacerlas. ¡Siempre hay que ir contra la marea! Si no es la escuela no incluyente, es el fútbol descuidado, y así nos vamos. Lolo a mí en lo particular me dio un despertar sobre la realidad de los ambientes que nos rodean. Saqué a mis hijos del fut apenas me enteré de que no podían recibir a Lolo.

*Hoy día veo los avances del gran Lolo, todos publicados por su mamá orgullosa; no fallo un **like** o algún comentario gracioso, pero, por más que trate de darle la vuelta y robarle una risa a Melanie o a Pepe, aclaro que esto no es inmadurez mía o falta de conocimiento del trasfondo; es precisamente por eso que trato de ver cómo consigo un enfoque más ligero a la faena que llevan en familia.*

¡Estoy muy orgulloso de Lolo, de sus padres y de quienes lo rodeamos! Nos enseña todos los días, ¡y por lo menos a mí me roba la calma con que tan solo me diga "hola, tío"! De alguna forma creo que sabe que lo quiero mucho y que siempre que yo esté presente estaré pendiente de él.

*Me puedo quedar echando cuentos de mi superhéroe, ¡pero hay que darles espacio a otros en este **bestseller**!*

Federico Garrido Grimaldo
27 de agosto de 2020

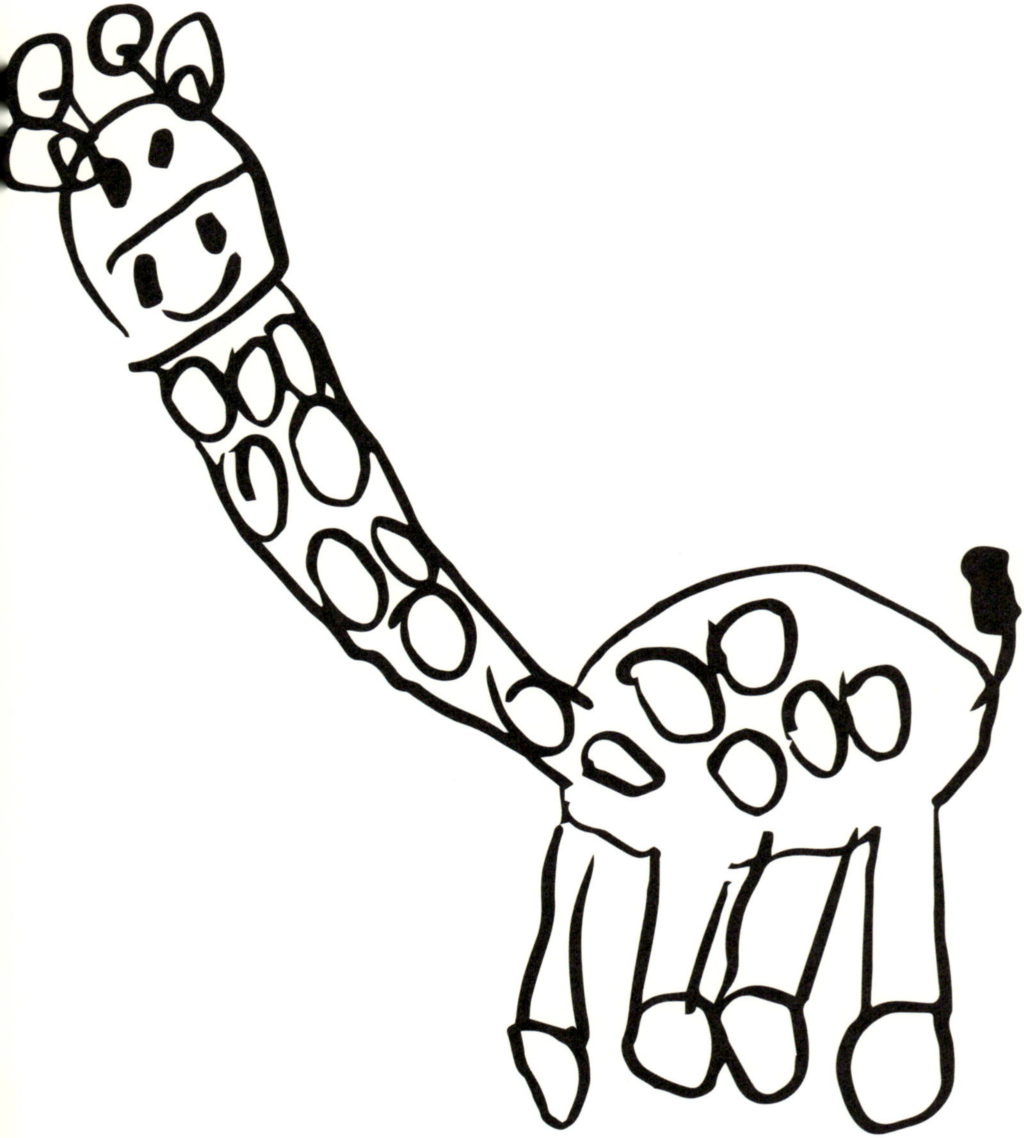

7

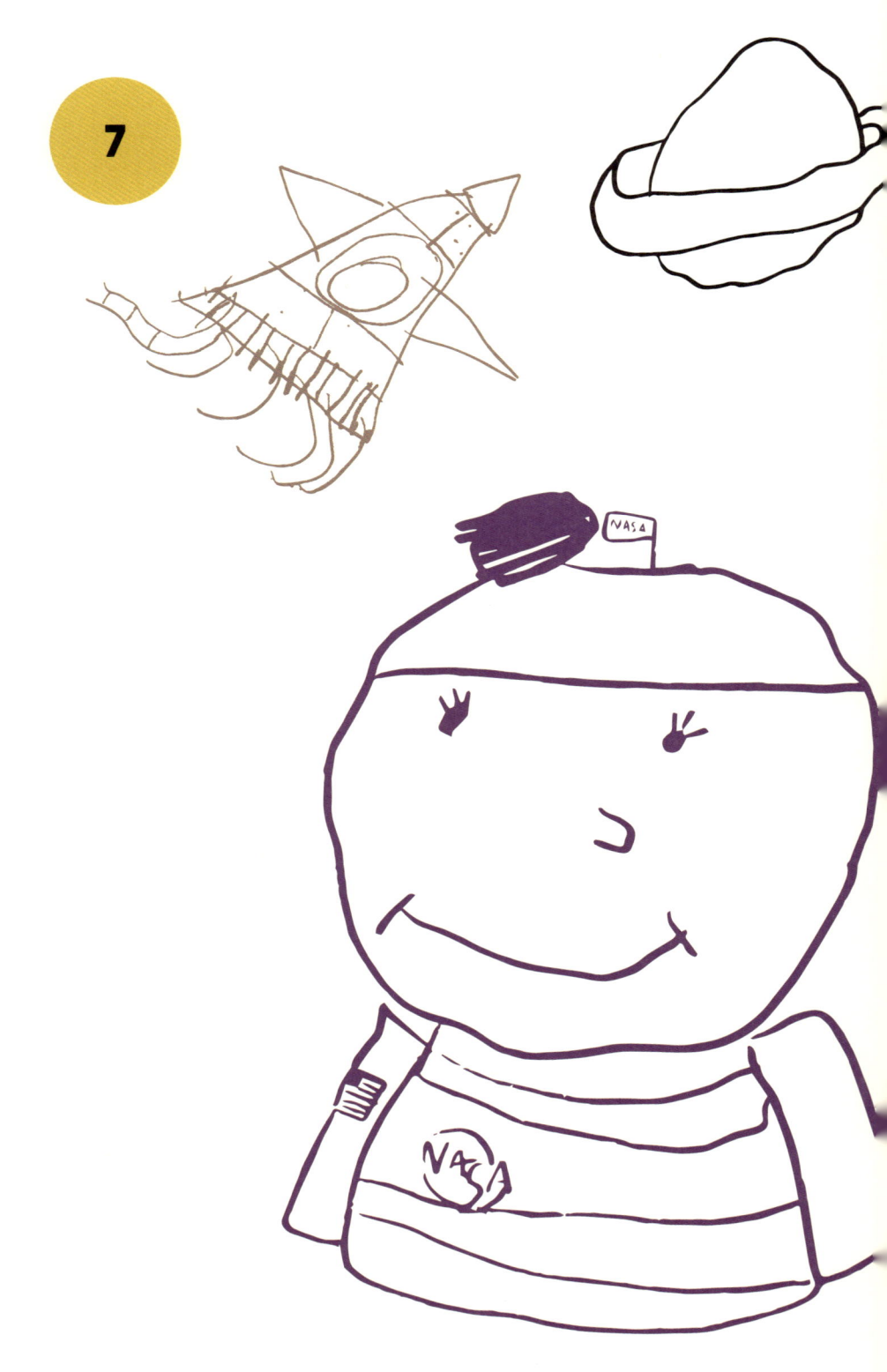

Lolo, al infinito y más allá

Medir los avances de Lolo ha sido un poco complicado. Cuando mejoramos algo, sin duda queremos más. Es de humanos, ¿no? En estos últimos años dejamos de llevar a Lolo a sus terapias cotidianas, y nos enfocamos en tratar el cuerpo y enseñarle por otra vía. También lo llevamos varias veces a un centro en Orlando donde se hacen terapias específicas para trabajar la plasticidad del cerebro. De eso hablaré en el capítulo de tratamientos.

En esta etapa, Omar La Rosa nos ha apoyado para ir midiendo a través de la bioenergía cómo va funcionando el cuerpo, y yo he aprendido a conectarme con el cuerpo de mi hijo para poder sentir cómo vamos.

> En la bioenergética se mide la energía y se encuentran distorsiones, que al ser corregidas mejoran significativamente la salud y vitalidad de las personas.

Escribo esto hoy, 20 de septiembre de 2020, día en que Lolo cumple siete años. Siento que es el momento perfecto para detenerme a reflexionar y celebrar también todo lo que hemos logrado. Han sido tantos logros, cosas chicas que no se miden en un salón de clases tradicional, pero que son muy grandes para nosotros como padres.

Por ejemplo, ayer, cuando le cantamos el cumpleaños, Lolo no lloró, aunque sí se enojó al final, pensando que no le íbamos a dar dulce. Tampoco lloró al pegarle a la piñata; de hecho, lo disfrutó. No jugó a la par de su hermano, prima y los hijos de una amiga que nos acompañaron, pero se lo gozó. En la noche tiramos unos fuegos artificiales y nos decía: "quiero más fuego", "quiero celebrar más". Lolo estaba muy contento. Hoy se despertó preguntando: "¿celebrar más?". Mi hijo se comunica, no conversa, pero se hace entender. Nos dice exactamente qué quiere y es muy claro cuando no quiere algo. Esas noches que pasé diciéndole que moría por escuchar su voz, esas veces que tuve que leer los te quiero en su mirada... esas noches ya no existen, porque puedo escuchar su voz, tanto, que a veces me toca decirle: "silencio, Lolo".

Hoy despertó con dolor de estómago; ayer fue un día de celebración grande y no medimos cuánto comió. Se despertó pidiendo ir a la clínica a ponerse "la máquina" y "puyar el brazo". Siento que él mismo se ha dado cuenta de que lo ayuda, tanto, que lo pide. Aún nos falta mucho por recorrer, pero hoy celebramos sus avances, como este que me dice que puede escoger lo que le hace bien.

¡Yo puedo solo!

En lo personal, me he dedicado a medir su avance en relación a qué tan funcional e independiente puede llegar a ser, y hace poco me di cuenta de lo independiente que ya es. Él tiene un suéter que llevó puesto en nuestro viaje a Alemania. Es manga larga y solemos vestir de manga larga cuando nos vamos de viaje. Ahora él entra a su cuarto y sale vestido y me dice: "viaje Dr. Omar". Se refiere al viaje a Alemania, donde fuimos a hacerle un tratamiento celular. Es un avance muy grande decirle que se vista, y él va a su cuarto, escoge la ropa y se viste.

Hemos llegado muy lejos y seguimos trabajando por más. Ahora Lolo puede comer solo; de hecho, me dice qué quiere comer y hasta se prepara cosas básicas. Expresa sus necesidades (aún trabajando en las emociones, pero admito que me mata de alegría verlo cuando cruza sus brazos y me dice que está enojado), ha empezado a jugar con su hermano, tiene excelente coordinación en la bicicleta, sabe nadar y bucear. Y si bien muchas de las cosas que digo tienen que ver con la parte física, poder conectar con su cuerpo para saber qué quiere y lograr expresarlo es primordial para comunicarse con otros. Lo vemos interactuar hoy mucho más con su entorno y sé que es porque tiene mayor conexión interna con lo que siente y percibe.

A veces 2 + 2 es 5

Llegar a la escuela fue, sin duda, un camino de piedras y muchos obstáculos. No solo un tema de inclusión, sino de encontrar un lugar que lo involucrara, lo forzara a integrarse, a darse cuenta de que él no está solo en el mundo y que hay reglas que seguir. El mundo no va a adaptarse a nosotros, por más que vivamos intentando crear uno donde la inclusión sea algo normal. Es una lucha que lleva mucho tiempo y aún veo lejos un mundo verdaderamente inclusivo. Tenemos que ayudar a nuestros hijos a entender que somos nosotros quienes nos debemos adaptar a este mundo. En algunas de las terapias que he hecho me ayudaron a entender que los "no" que yo le diga a Lolo van con amor; los "no" que el resto del mundo le dé, nunca serán con tanto amor como los míos.

En lo académico hemos podido ver avances grandes. Lolo lee en español e inglés y le estamos trabajando la lectura comprensiva. Además, gracias a un programa que se llama NACD y a su tutora Leo, mi hijo, en plena pandemia, ha aprendido a sumar, restar y multiplicar, y está empezando a dividir.

Pensé que escribir sus logros académicos iba a ser una de las partes más fáciles, ya que es medible y hemos avanzado mucho. Sin embargo, parte de lo que he aprendido es a poner en balance lo que para mí es importante en la vida, y hay tantos otros aspectos importantes que desarrollar, que debo confesar que los logros académicos no están en el tope de mis prioridades. Existen muchos tipos de inteligencia y maneras de medirlas.

Cuando analizo los tipos de inteligencia, puedo concluir que es injusta la manera en que juzgamos la inteligencia de las personas. Las 8 inteligencias, según Howard Gardner, un reconocido psicólogo de Harvard, son: inteligencia lógico-matemática, inteligencia lingüística, inteligencia espacial, inteligencia musical, inteligencia kinestésico-corporal, inteligencia intrapersonal, inteligencia interpersonal y la inteligencia naturalista (Organización Mi Oasis, 2021). ¿Cuál es la más importante? Pues, todas son importantes, y todos tenemos unas más desarrolladas que otras. Entonces ¿por qué nos estresamos tanto por matricularlo en una escuela? ¿Para qué pasamos todo ese sufrimiento innecesario, en vez de enfocarnos en desarrollar de otras formas las diferentes inteligencias? Con Lolo he aprendido a cuestionarlo todo. Estamos tan aferrados a ser parte de un sistema que la sociedad ha designado como "el correcto", que a mí también me ha costado soltar lo que nos dicta la sociedad como el único camino, me ha costado por el miedo que siento: "¿estará preparado para el futuro?" Hoy, en plena pandemia de Covid-19, doy gracias porque me ha dado la libertad de poder entender que vamos por buen camino. Me ha dado la oportunidad de concentrarnos y desarrollar otros aspectos de la vida, y cuando regresemos a la normalidad, estará en el colegio para que entienda que hay momentos en los que necesitamos una estructura, y que también debemos adaptarnos a esos momentos. Quizás si la situación fuera diferente, si donde vivimos hubiesen actividades grupales en las que Lolo pudiera participar, habría tenido la valentía de no ser parte del sistema escolar. Hay tantos otros lugares donde podemos darle esa estructura y conexión grupal; solo hay que encontrar lo que para nuestros hijos resuene mejor.

La libertad de vivir sin metas

Hemos aprendido a hacer tratamientos sin esperar algún cambio específico. Evaluamos si funcionó o no, y lo repetimos si creemos que funcionó. Hemos aprendido a confiar en nuestros instintos. Comprendimos también que no importa qué tan "mágico" sea un tratamiento para otro niño o niña, porque cada cuerpo es diferente, y hemos aprendido a disfrutar cada avance de Lolo sin tener expectativas. Claro que tenemos metas, pero ya no es tan importante el "cuándo" las cumplimos, sino "cómo" hacemos para alcanzarlas. La expectativa es un arma de doble filo que te llena de desilusión si no se cumple. Para nosotros es mejor llegar sin expectativas y alegrarnos si hay avance.

La verdadera meta que tengo para mi hijo es que pueda ser independiente, y si no lo logramos, pues, no pasa nada. Ya lo hemos aceptado.

Aceptar, sin embargo, no significa rendirse, y con Lolo seguimos intentado diferentes terapias para darle la mejor vida a él y a nosotros. Vivimos llenos de tristeza por el pasado y nos llenamos de ansiedad por lo que, según nuestras mentes, está por venir. Como madre de un niño con necesidades especiales y de otro típico, puedo entender que tenemos mucha ansiedad por el qué será de ellos el día en que no estemos. La realidad es que no podemos saber qué pasará en el futuro. Yo he aprendido a ver las posibilidades de frente y a aceptarlas, aunque algunas me duelan. He dividido mis posibilidades en las siguientes alternativas, y me siento en paz con cada una de ellas:

1. Que Lolo dependa de nosotros toda su vida: una posibilidad que Pepe y yo hemos aceptado y estamos en paz con ella. Gracias a esto logramos entender que nosotros tenemos derecho a seguir viviendo y podemos compartir nuestra vida con él, y que eso no significa que nuestra vida tiene que girar en torno a él. No porque no lo queramos, sino porque también podemos vivir sin sentirnos mal.

2. Que Lolo se haga independiente y tenga una vida "normal": Me refiero a una vida independiente, no perfecta…, normal.

3. Que yo me muera y Lolo quede en una situación que no puedo prever. Esto es lo que más nos preocupa a muchos y nos llena de ansiedad… y mi esposo un día me dijo: "cuando tú mueras, ya no te podrás preocupar por eso". Entonces decidí hacer lo mejor en vida para irme en paz cuando me toque. No es algo que yo pueda controlar.

Vivimos con tanta ansiedad por el futuro. El autismo me ha enseñado a vivir en el presente, a vivir un día a la vez y a vivirlo a plenitud, para que en el futuro no me dé ansiedad por el pasado.

Lolo me ha enseñado que la vida se vive día a día; aprender a vivir sin metas no me hace ser una persona mediocre, sino alguien que da lo mejor de ella día a día. Y que está cada vez más consciente de la importancia del hoy y el ahora, y lo que hago hoy afectará, sin duda, lo que pasará mañana… un mañana del que no soy dueña.

Estar conectado en el aquí y el ahora

Por mucho tiempo medimos los avances de Lolo según como él se comunicaba. Al inicio, cuando empezó a comunicarse por lenguaje de señas, fue una emoción muy grande para mí. Recuerdo todo lo que tuvimos que hacer para que no solo aprendiera a hacer las señas, sino a usarlas para expresarse. Lo llevábamos al parque a columpiarse, una actividad que le encantaba, frenábamos el columpio y esperábamos a que pidiera "más" con sus manos. Más adelante cambió las señas por palabras, y luego comenzó a unir palabras como "quiero más". Después de dominar esa frase de dos palabras logró decir "yo quiero más", y luego lo pudo agregar a lo que sea que quería. Esto que cuento en unas oraciones en realidad tomó años. Pero ¿son las palabras lo importante? Para mí la respuesta es ¡no! Lo importante es que Lolo esté conectado con nosotros, al igual que con sus emociones y sus necesidades. Lo describimos como poder hablar, y es que nos enseñan a comunicarnos con palabras; sin embargo, Lolo nos enseña cada día que la verdadera conexión no viene condicionada a poder comunicarse con palabras. La verdadera conexión es estar consciente de nuestro cuerpo y de lo que nos rodea.

No les voy a mentir, ¡cómo me encantaría sentarme a hablar con mi hijo, escuchar qué le gusta y qué no!, pero ¿realmente necesito escucharlo? ¡Ahora, simplemente, lo sé porque he aprendido a conectarme con él!

Por otro lado, él me ha enseñado que muchas veces somos nosotros los que estamos desconectados. En los inicios de nuestra vida de terapias, nos indicaron que era sumamente importante buscarle la mirada. Hacíamos de todo para que nos mirara a los ojos cuando le hablábamos. Regla 1: si no te está poniendo atención, tócale el hombro. Regla 2: agáchate para que estés a su nivel. Regla 3: agárrale el mentón y haz contacto visual con él antes de hablar. Hoy mi hijo me hace exactamente esto cuando yo estoy desconectada de él. Incluso me dice: ¡Háblame! Y ¿adivina qué? ¡Sí que me molesta eso! No me puedo imaginar lo molesto que debió haber sido todos estos años que yo le agarraba el mentón para que me mirara.

CARTA de una buena amiga

Querida Melanie:
Al formar mi hogar y tener a mis hijos, una de mis ilusiones es que ellos lleguen a tener amistades en su vida tan valiosas como las que yo he sido tan privilegiada de tener. Aún más, que mis hijos lleguen a formar amistad con los hijos de mis amigos, con mis amigos de toda la vida y de los más recientes también.

Cuando supe que los Yee-Christensen estábamos en embarazo alterno con los Meana-Milanés, mi corazón sintió una alegría adicional. Se alineaban los planetas.

Recuerdo el día en que Dekang y Lolo se conocieron. Era nuestro primer viaje a Panamá desde el nacimiento de Dekang. Estábamos en el cumpleaños de Daniela. Lolo, guindado en el canguro de Pepe, cual imagen del chico de la película The Hangover. Lolo, desde chiquitín, ¡con la marca de la ceja puntiaguda ya bien definida! Dekang y Lolo de dos-tres meses.

Tantos planes e ilusiones en mi cabeza, "estos dos van a ser dinamita juntos", pensaba, pero, claro, sabía que la distancia podría ser un inconveniente en hacer crecer esta amistad, pero sigo convencida de que los fuertes lazos de amistad y cariño que nos unen, a pesar de la distancia, pueden más.

Y tal cual, las vueltas que da la vida, tuvimos la oportunidad de tenerlos de visita en Atlanta. Estaban en los pasos iniciales de exámenes y diagnósticos, pero la razón del viaje no importa. Lograron sacar tiempo y nosotros felices de tenerlos en casa y compartir día y noche con ustedes. Compartir con Lolo, crear experiencias y memorias juntos.

Ser padres es, sin duda alguna, uno de los roles más difíciles del mundo. Desde el rol como padre, de criar a sus propios hijos, como de ser el "tío/tía" de los hijos de tus amigos.

Recuerdo que durante una de sus visitas, una de las escenas más comunes era ver a Lolo correteando a Dekang alrededor de la casa, tratando de recuperar el juguete con que él jugaba. En alguna ocasión le traté de llamar la atención a Dekang para que "compartiera". Rápidamente, Pepe me decía: "¡déjalos!, solo así Lolo se 'desconecta'. Lo menos que quería era que mis hijos no fueran amables; temía no hacerlos sentir cómodos o bienvenidos. Me costó entender que, en parte, sí estaban jugando, por lo menos Dekang. Lo único es que no era el típico "jugar" que yo imaginaba.

Pero uno de los recuerdos que caló en mí fue un día en que Xianna, Dekang y Lolo se estaban deslizando por la escalera. Lolo estaba entre las piernas de Xianna, quien lo sujetaba por la cintura y Dekang al lado de ellos. Y bajaban escalón por escalón usando sus nalguitas. Risas de los tres surgían. Al ver la escena, dentro de mi "normalidad" eso era un ¡no, no, muy peligroso jugar en las escaleras! Temía que alguno se lastimara, en especial Lolo. Inmediatamente llamaba a mis hijos, en particular a Xianna, por ser la mayor. En eso, tú estabas parada a mi lado, me agarraste del brazo y susurrando dijiste: "no, no, déjalos". Al voltearte a ver, tus ojos estaban llenos de lágrimas y sonreías mirándolos. "Están jugando juntos", comentaste.

¡Uy! En ese momento me sentí chiquita, injusta, desconsiderada. ¿Cómo era posible que estuviera a punto de romper ese mágico momento? Lo que tanto anhelabas: estaban creando recuerdos entre ellos, y yo, a punto de destruirlos.

Compartir con ustedes ha sido un período de aprendizaje para nosotros también; entender y enseñar que el significado de compartir es relativo y varía según las circunstancias. Reconocer que cada padre tiene sus propios retos en este rol, pues ninguno tiene manual, y mi reto no es necesariamente el tuyo. Ni más ni menos, simplemente diferentes.

Pero lo más hermoso de todo es la inspiración que nos dan, lo orgullosos que nos sentimos de ustedes, lo felices que seguimos al ver que, a pesar de las vicisitudes, siguen alcanzando logros, Lolo y ustedes, la familia completa, y los celebramos como propios, a pesar de que no tenemos crédito, pero así nos sentimos. Nuestro corazón se hincha al ver sus progresos y también se aflige al ver los retos.

Mientras tanto, seguimos aquí, queriéndolos con toda el alma, apoyándolos incondicionalmente a pesar de la distancia, y siempre con y a ustedes.

La amistad sigue fuerte y sé que nuestros hijos continuarán más que la amistad: perpetuarán el cariño que nos tenemos.

Gracias por permitirnos ser parte de sus vidas. Gracias por ser tan abiertos, educarnos e inspirarnos.
¡¡Los adoramos!!

Yaru y Víctor, Xianna y Dekang
8 de noviembre de 2020

8

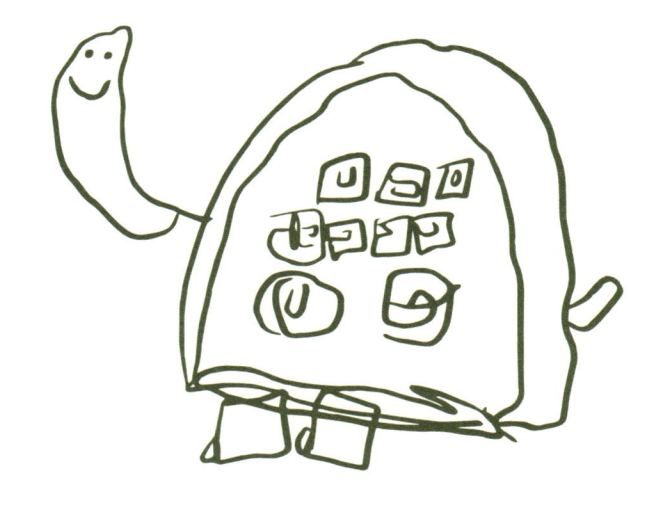

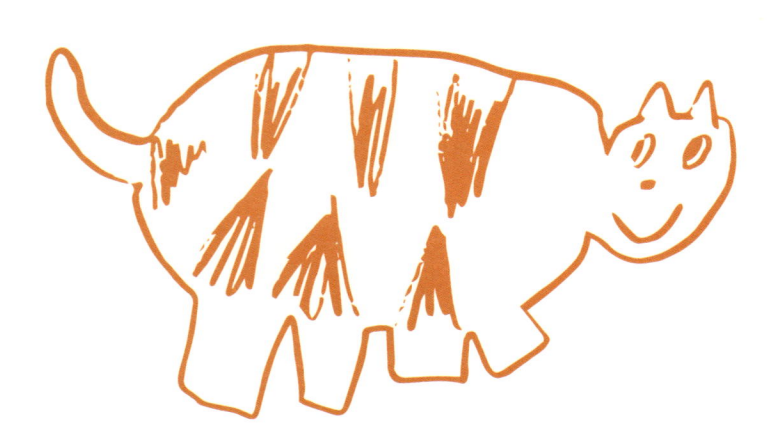

La historia según Papá

Todo empieza por el principio, ¿no? No me voy a casar ni quiero tener hijos. Al parecer no era tan cierto, pero sospechaba que algo me tenían preparado. Cuando empecé a salir con Melanie todo fue maravilloso, todo iba engranando, incluso nuestras familias, cuando se conocieron, hicieron un gran clic que aún mantienen. Siempre he sido una persona metódica y de verificar que las cosas no se salgan de control; no me gusta sufrir, más si lo puedo evitar. Cuando analizaba a mi familia, veía que el tema de los divorcios era muy común; casi todos se habían divorciado o se habían casado con personas divorciadas. Los números estaban en contra de que yo me casara.

Por otro lado, desde niño siempre tuve un humor especial, no quiero autodenominarme un *bully*, pero muchas veces lo fui, aunque luego me convertí en protector de muchos amigos algo especiales. Siento que muchas veces tenía el impulso de exigirles a estos amigos especiales que no se paralizaran y que se esforzaran, a costa, a veces, de ser yo el que les estuviera causando un mal momento. Esto también me traía otro temor: en mi familia todos mis hermanos tienen bellos hijos, soy tío de 12 sobrinos y sobrinas maravillosos, todos sanos. ¿Qué me decía "la estadística"? Que a mí me debía tocar "el especial".

Tanto un divorcio como traer al mundo a un niño especial podrían, dentro de mis pensamientos, arruinar mi plan de vida, así que siempre tuve ese bloqueo, hasta que encontré a la persona que me hace ser cada día mejor, o eso intenta ella. Ahora sé que más que miedo era egoísmo, yo no quería comprometer mis gustos, mis comodidades, mi libertad; pero dimos el salto natural, nos hicimos pareja y nos casamos.

Recuerdo, tal y como narra Melanie, cuando me dijo que era muy probable que ella no pudiese tener hijos; incluso su ginecóloga le recomendó no cuidarse porque era imposible que quedase embarazada. Bueno, íbamos a esperar cinco años, así les decíamos a nuestras familias para torturarlos, porque insistían en que empezáramos rápido. Cinco años fueron seis meses, y Melanie, aún teniendo casi 300 quistes en los ovarios, quedó embarazada.

Para ese entonces, Melanie y yo éramos adictos a los ejercicios, al gimnasio; nos habíamos mudado cerca de una clínica estética y estuvimos a minutos de que ella se hiciera una mesoterapia o algo por el estilo, pero nos fuimos cuando la dueña, totalmente desfigurada por tantos tratamientos, nos preguntó si queríamos que Melanie lograra estar "tan bella" como ella. ¡A huir, nos fuimos muertos de la risa! Ese fin de semana celebraríamos el cumpleaños de Melanie en Isla Grande, y al regresar el domingo, la mesoterapia fue una *pizza* gigante que solíamos comprar y dos pruebas de embarazo; ambas pruebas salieron positivas. Melanie estaba en *shock*, riéndose, y yo igual. Recuerdo la felicidad que sentí y luego el pavor al recordar que ella casi se aplica un tratamiento estético. Desde ahí ya estábamos sorteando problemas, quistes, mesoterapia y hasta un tratamiento de parásitos que yo le compré; gracias a Dios no se lo tomó.

Recuerdo el embarazo como un período feliz; recuerdo la aplicación y cómo íbamos leyendo y Melanie explicándome. Recuerdo que empezó a lidiar con muchos niños especiales, sordos, con síndrome de Down, y que me decía que eso le traía miedos. Yo, por mi parte, mantenía mi miedo a cualquier condición. Íbamos a la ginecóloga y hacía que me mostrara el paladar, la nariz y que me dijera si veía o no veía labio leporino o algo mal…, eran momentos de felicidad y de ansiedad.

Parecido a lo que estaba viviendo Melanie, toda mi vida tuve mejores conexiones con los niños que con los adultos, aunque no quería el mío propio. Los niños siempre se me acercaban y más aún los niños especiales. Recuerdo un episodio, ya adulto, en el que fui a la casa de un amigo y me dijeron que tuviera cuidado, que el hermano tenía autismo, que no lo mirara a los ojos ni le tocara un palito que tenía todo el día agarrado. Hice todo lo contrario; cuando me presentaron al muchacho, que era enorme, lo miré, le quité el palito, se lo devolví y me moví rápido; el muchacho quedó paralizado. Al día siguiente me abrazó, la mamá quedó impactada y me dijo que debía ser que lo había tratado sin miedo y él lo había sentido. Cosas como estas hacían que yo tuviese el temor de tener un niño especial.

Llegó el día del nacimiento, que fue una tremenda fiesta en el hospital, hasta que el enfermero que le dio a Melanie la charla de los diez minutos, reído, nos dijo: "por cierto, falló la prueba de oído, pero no se preocupen, todo el piso de recién nacidos la falló". ¿Qué significaba eso? ¿Todos eran sordos y teníamos que estar tranquilos? Día uno y ya teníamos una mortificación encima.

El tema de los oídos y de la audición de Lolo se nos fue olvidando hasta que llegaron las infecciones y el comportamiento autístico. En esos días Lolo no oía, yo le gritaba, le aplaudía y nada, pero luego me escondía, ponía un video de Mickey Mouse y Lolo salía corriendo a buscar de dónde venía el sonido. Eran días debilitantes, ver que no oía ni parpadeaba ante un sonido fuerte, pero oía de lejos el video de mi celular.

Recuerdo cuando hicimos el test para ver si Lolo estaba sordo y salió que no, que oía perfectamente. Yo brincaba de felicidad, hasta que ahí mismo Melanie me dijo: "si no es sordo, es autista". Nunca había sentido un dolor tan grande en el estómago, me quedé absorto y decidimos quedarnos callados y hablar luego, los dos mirando yo no sé adónde, en el carro, camino a la casa, fue un día horrible. Creo que ahí surgió lo de seguir la duda del que la tuviera, por el bien del niño; si pensábamos que tenía algo íbamos a buscar donde fuera. Melanie tomó el papel principal y yo de su copiloto, como siempre le digo. Siento que no se puede avanzar si no se tiene una persona que asuma el rol de líder, y mi esposa en todos los aspectos de su vida lo es.

Tenemos un niño hermoso, nuestro hijo, que se llama igual que yo y que mi recién fallecido padre, José Manuel. Su apodo es Lolo, por mi abuelo Manuel (Manolo). Es decir, al tenerlo no pude sentir más orgullo, sin dejar de mencionar que es físicamente idéntico a mí, es verme a mí 33 años atrás, y no pasa un día en que lo vea y no sienta que soy yo caminando por ahí, pero sin poder comunicarme. Ahora también está Billy, William Enrique, como su abuelo materno, quien me pidió ponerle su nombre a mi primer hijo; yo le dije que al segundo, y así fue. Billy es otro motorcito de la familia y le debemos un mundo, pues con su picardía y ocurrencias nos ayuda a todos, incluyendo a su hermano Lolo.

Ser padre de un niño con condiciones especiales ha sido muy difícil, desde lo más sencillo, incluso cargarlo, ya que por su condición no era de su gusto estar en los brazos míos ni de su mamá. Esto me partía el alma, ver que lo levantábamos y él se contorsionaba para bajarse. Gracias a Dios, hoy en día busca bastante a su mamá, le soba el cabello, la mira y la besa; yo no los celo, pero son novios. No pensaba que esto iba a pasar.

Lolo y la búsqueda de Melanie nos han regalado un sinfín de viajes en busca de respuestas. Quizás nunca las encontraremos, pero hemos avanzado y conocido gente genial, así también como geniales charlatanes, pero de todo hay en la viña del Señor. Igualmente, nos han enfrentado al cariño incondicional de parientes y de amigos, cercanos y lejanos, que siempre están pendientes de los avances y cuentos de Lolín.

Soy testigo de todo lo que mi esposa ha escrito en este libro, igual de lo que han dicho mis amigos y los profesionales que aquí han colaborado, y de más estaría que yo repitiera todo. Son los recuerdos de Melanie, algunos más claros que otros, obviamente, por la distancia en el tiempo y el espacio. Por ejemplo, no recuerdo haber dicho que estuviese "comprobado" que los niños no oyesen en el útero, quizás mencioné que leí algo que lo decía, pero bueno, a veces tengo una manera peculiar de hablar y eso fue lo que se le quedó.

Sobre la etapa escolar de nuestro hijo, recuerdo siempre lo que me mencionó un amigo, quien por casualidad era la pareja de la psicóloga del colegio que nos rechazó. Él me dijo: "Pepón, bienvenido a las minorías". Él estaba viviendo una situación similar, pues a su hijastra la habían diagnosticado con el espectro autista, y hablábamos sobre el rechazo vía *e-mail* de la muy "gentil" encargada de admisiones. Ahí viene el episodio en el que Melanie me manda un domingo a visitar una escuelita, y en donde tres ángeles me encerraron en un salón para oír la historia del rechazo de mi hijo en la escuela que está enfrente de mi casa. El lunes siguiente, un vecino me dijo que había conversado con la directora y que cualquier día de esos nos darían una entrevista para ver qué había ocurrido. Yo fui ese mismo día, sin cita, diciendo que venía a "tratar un tema legal". Recuerdo que recé y le pedí a Dios que pusiera las palabras en mi boca y que no permitiera que me alterara. La directora me atendió, vio las fotos de mi hijo, videos, todo; le dije que no queríamos que lo curaran, no queríamos que fuera un genio, sino verlo con niños alrededor, que para terapias ya él estaba rodeado de mil adultos. La directora, con lágrimas en los ojos, nos programó la cita. Melanie estaba frustrada, no quería ir porque aún sentía el dolor del rechazo. Fuimos y la directora aceptó a nuestro hijo. Unas semanas después tuve que volver a "amenazar" y pedir entrevista porque tenía otro problema "legal". La directora salió preocupada porque todo iba bien con Lolo; el problema era que necesitábamos cupo para Billy. La directora, reída y aliviada, nos dio cupo para él. ¿Todo esto qué significa? Que sí hay personas dispuestas a ayudar; todo es posible; si quitamos el no, todo puede suceder.

Estimados lectores, no es preciso que yo continúe escribiendo mucho más, pero sí me gustaría decirles a los papás que tengan una actitud y una mentalidad abiertas al cambio. He conocido a muchos que por el dolor y la mortificación asumen un papel de rechazo a todo. Piensen que ya tienen en sus manos un problema que enfrentar, y que huir no es una opción.

En este recorrido hemos conocido a familias con diagnósticos más o menos severos, pero en lo que siempre me he fijado es en el enfoque y esfuerzo que hacen; si ven algo que otro parece hacer mejor, no tengan miedo de intentarlo; si ven algo que definitivamente ustedes no copiarían, no lo hagan; pero siempre piensen que todo redunda en favor o en contra de mejorar la condición de su hijo. No boicoteen las terapias, el régimen alimenticio especial ni las actividades que sus hijos realicen. Si quieren comer algo que a su hijo no le hace bien, háganlo lejos de él; para eso usted es un adulto y tiene sus momentos solo.

Debo decir que cuando Melanie empezó a escribir este libro, e incluso hasta este momento, me causaba rabia o celos verla mucha parte de su tiempo escribiendo para ustedes, por lo que pido que valoren este testimonio que ella les regala, pues ha sido el sacrificio de su tiempo y del tiempo de nosotros, su familia. No crean que ella se escondió en un estudio a escribirlo, sino que en medio de nosotros sacaba su computadora y se ponía a escribir. Qué bueno que ya lo terminó.

Termino confesando que estos 10 años que han transcurrido desde que vi a Melanie han sido los mejores 10 años de mi vida. Que recibir en este mundo a un clon como Lolo ha sido un regalo de amor y constancia. Que estos cuatro con Billy han sido un mensaje de Dios de que toda vida tiene su lado positivo. Han sido múltiples viajes, miles de horas en salas de espera, miles de libros y búsquedas que Melanie ha realizado, para tenernos aquí juntos luchando, para ser una familia normal.

Los amo, Melanie, Lolo y Billy

José Manuel *Pepe* Meana

EL TOMATE

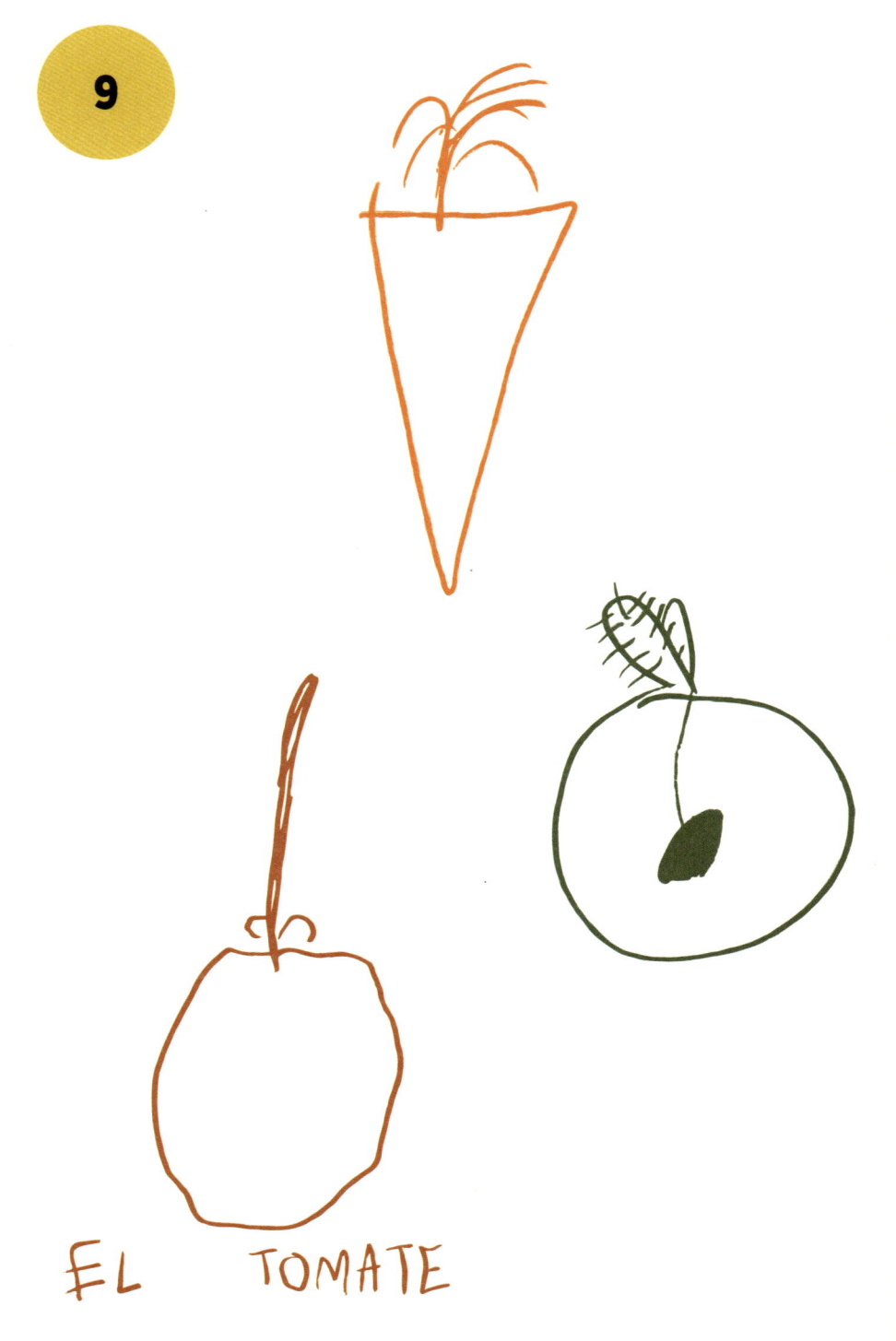

'Que la comida sea tu alimento y el alimento, tu medicina'.
Hipócrates

> Según la OMS: "La nutrición es la ingesta de alimentos en relación con las necesidades dietéticas del organismo. Una mala nutrición puede reducir la inmunidad, aumentar la vulnerabilidad a las enfermedades, alterar el desarrollo físico y mental, y reducir la productividad".
> (Gay, 2017).

Mientras iba creciendo, quizás cuando tenía 14 o 15 años, pensé que una buena nutrición era comer cosas de dieta y no pasarse de las calorías. Y es que no nos enseñan sobre nutrición en nuestro sistema educativo y la mayoría de las familias modernas no necesariamente llevan la dieta más saludable, por lo que tampoco es que nos enseñan mucho de nutrición en nuestras casas; al menos no en la mayoría. Lo que sí debo admitir es que veo mucha más conciencia sobre la alimentación ahora que cuando inicié mi camino en el mundo del autismo hace unos años.

El tema de la nutrición es controversial, y es que un día sale que la grasa es tu peor enemigo y al día siguiente nos mandan a comer una dieta alta en grasas. Este camino me ha enseñado que no existe tal cosa como una "talla única". La nutrición debe ser bioindividual..., pero así como hablé antes sobre la desconexión que tenemos de nuestras emociones, así mismo estamos desconectados de nuestros cuerpos.

No es secreto que nuestra salud intestinal tiene conexión con nuestra salud en general (aunque pareciera que sí, ya que muy pocos especialistas consideran esto). De hecho, podemos incluso ver que esta conexión la menciona Hipócrates, el padre de la medicina occidental, quien tiene dos frases célebres que me encantan: "Que la medicina sea tu alimento y el alimento, tu medicina" y "Toda enfermedad nace en el intestino".

No recuerdo muchos especialistas que se enfocan en su práctica de medicina alopática o convencional, que me hayan hablado sobre nutrición. Ningún neurólogo que visité en los primeros años de mi vida con el autismo me habló sobre la importancia de la nutrición. Tampoco nos recomendaron hacer pruebas de intolerancia a alimentos, medición de flora bacteriana, ni de deficiencias de vitaminas o minerales. Aún no entiendo por qué tan pocos doctores creen en la conexión entre el cerebro y el intestino, si está más que claro que todo lo que introducimos en nuestro cuerpo desencadena una reacción bioquímica, incluyendo la comida.

Cada vez hay más estudios sobre la salud intestinal y su conexión con el cerebro. De hecho, según Scholarpedia (2007), se denomina "nuestro segundo cerebro" al sistema nervioso entérico, que está compuesto por una gran cantidad de neuronas alojadas mayormente en el vientre. Nuestro sistema nervioso entérico es parcialmente autónomo y se comunica directamente con el nervio vago para regular los procesos de digestión, incluyendo las enzimas digestivas necesarias para la descomposición de los alimentos y las secreciones pancreáticas. Más aún, el sistema nervioso entérico trabaja para defender el cuerpo de bacterias o sustancias nocivas, controlando los procesos de vómitos y diarrea.

Todo lo que comemos afecta nuestra salud y es justo por esto que les recomiendo a todos el primer cambio en el estilo de alimentación: leer detalladamente las etiquetas de los alimentos que compramos. Si no podemos leer un ingrediente, probablemente el cuerpo tampoco.

La conexión cerebro-intestino no es la única razón por la cual debemos cuidar con qué nos nutrimos. Nuestro sistema inmunológico tiene sus bases dentro del sistema digestivo y una buena alimentación ayudará a balancear y sostener la flora bacteriana saludable que vive en el tracto intestinal. De acuerdo con un artículo investigativo publicado en la página web de John Hopkins Medicine, titulado: *El intestino: donde se encuentran las bacterias y el sistema inmunológico*, "una gran proporción del sistema inmunológico está en realidad en el tracto gastrointestinal", dice Dan Peterson, profesor asistente de patología en la Facultad de Medicina de la Universidad Johns Hopkins. Y agrega en el mismo sitio web que "el sistema inmunológico está dentro del cuerpo y las bacterias están fuera de su cuerpo. Y sin embargo interactúan". (Fields, 2015).

Más interesante aún, algunos desbalances en la flora bacteriana del intestino se han relacionado con los desórdenes del espectro autista, como lo señala el audiolibro *This is Your Brain on Parasites, How Tiny Creatures Manipulate Our Behavior and Shape Society* (2016) de la autora Kathleen McAuliffe, cuando hace referencia a estudios hechos con ratones que exhiben comportamientos parecidos a los de las personas con autismo, y curiosamente su flora bacteriana intestinal es igualmente similar a la de estas personas. En los estudios, se ha logrado mejoría en los ratones al introducir una flora bacteriana más saludable.

Entonces ¿por qué es un tema casi tabú? ¿Por qué los médicos no te han dicho que debes cuidar lo que comes? ¿Por qué no insisten en cambiar la alimentación para poder ver mejoras en la condición? Creo que simplemente es un tema controversial y muy pocos especialistas abren los ojos. Frecuentemente me encuentro con médicos que también son padres de niños con autismo, que no creen en la dieta, y eso me deja claro que en la escuela de medicina no se le da suficiente importancia al tema de la nutrición.

En este libro no busco decir que tengo la verdad absoluta, y es que la verdad absoluta no existe. Cada cuerpo es diferente, por lo que te invito a que prestes atención al cuerpo; él te hablará, pero para entenderlo necesitas estar plenamente conectada para captar sus señales. Yo me doy cuenta de una vez si Lolo comió algo que le cayó mal, lo sé porque cuando hace pupú no está formado, y además en el comportamiento: se empieza a reír solo, a moverse mucho, no deja de hacer sonidos, entre otras cosas.

Cuando comencé a hacer cambios en la alimentación, lo primero que hice fue eliminar el gluten y la caseína. El primero fue el cambio más difícil porque la mayoría de los alimentos que consumíamos en ese momento eran alimentos preempacados y procesados, y la mayor parte tenía gluten. Cuando hice este cambio también subieron nuestros gastos de supermercado, porque comprar alimentos *gluten free* siempre es más costoso. Cuando hablo con familias que me dicen que no pueden cambiar la dieta porque es muy costosa, les digo que intenten no comprar alimentos que se mercadean como *gluten free* y que traten de usar alimentos no procesados y preparar cosas en casa. Así fue como empecé a hacer mis propias galletas, leches, helados, *pancakes*, etc. Es más fácil partir una fruta que abrir una lata. Irse por lo natural siempre es mejor.

Cuando hice el primer cambio de dieta, Lolo no quería comer. Se había convertido en un *picky eater*. Confié en el proceso y dejé de tenerle lástima; esto era por su bien. Le tocaba comer lo que había o simplemente no comía. Es lo que les digo siempre a los padres que me preguntan cómo hice para que Lolo comiera. Ciertamente, yo sabía que él no se iba a dejar matar de hambre. Este no es un consejo, sino lo que yo hice y cómo pienso. Antes de introducir cambios en la dieta, asegúrate de que no haya algún problema de desnutrición, diabetes o alguna condición en la que sea imperativa la ingesta de alimentos. Yo opino que algunos alimentos que les damos a los niños tienen tan poco valor nutricional, que da igual si se saltan una comida, o como fue en el caso de Lolo: tres días sin comer.

Otra cosa importante que hice para que el proceso fuera más fácil fue cambiar la dieta de todos en casa, porque somos una familia y no era justo que también en esto él fuera el único diferente.

El proceso no fue fácil, la familia no entendía la importancia de la dieta y era especialmente difícil cuando íbamos a restaurantes o nos invitaban a cumpleaños. Por más que me frustre, ya dejé de intentar que los que nos rodean entiendan la importancia de la alimentación. Pepe, mi esposo, quien hasta el día de hoy aún no sigue la dieta, por lo menos sabe que no puede darle alimentos a Lolo sin antes consultarme.

Luego de quitar el gluten y la caseína seguí estudiando sobre la nutrición y la salud intestinal. Eliminamos el colorante y el azúcar, y además empezamos a comprar alimentos orgánicos para evitar los pesticidas.

A lo largo de los años hemos intentado varios protocolos, por ejemplo: dieta baja en oxalatos, dieta cetogénica, la dieta GAPS, entre otras. Creo firmemente que los cambios alimenticios nos han ayudado a que el cuerpo de Lolo esté funcionando mejor y eso lo vemos reflejado en su progreso.

Para las familias que me preguntan cómo iniciar este camino, siempre les digo:
1. Es un estilo de vida.
2. Aprovecha para conectar con tu cuerpo, también para comprender qué alimentos te hacen bien y cuáles no.
3. No te sientas mal si no comen cosas que otros niños comen. No les hará falta si no los conocen. Hay familias que dicen que es de niños poder disfrutar los caramelos o la comida rápida... pues solamente tengo que decirte que es un falso disfrutar, en todo caso, es el adulto quien asocia consumir esas cosas con emociones, porque eso era lo que te daban cuando estabas chico y te hacía feliz. Pero hay otras maneras de compartir y que tus hijos estén felices.
4. Es difícil, claro que lo es... porque es algo nuevo. Todo lo nuevo es difícil, pero toca empezar.

Por mucho tiempo gasté dinero en pruebas de alergia para ir cambiando la dieta de Lolo. Hoy puedo decir que estoy bastante conectada con su cuerpo, que se me hace fácil percibir si algo le está haciendo mal. Y sí, hay comida "saludable" que puede hacernos daño, por eso somos bioindividuales.

En nuestras citas regulares con nuestro médico funcional, Omar La Rosa, a través de su máquina de *neurofeedback* (Quantum) también nos permite conocer qué alimentos le están haciendo mal. Muchas veces ocurre que cuando repetimos mucho un alimento el cuerpo crea resistencia, y eliminándolo un tiempo se soluciona el problema.

Sé que este es un tema extenso y muchas veces complicado, pues existen tantas opiniones distintas. Te invito a que leas y te instruyas en todas las corrientes y que intentes diferentes protocolos, ya que lo que sirve para una persona no necesariamente servirá para otra.

Por otro lado, la alimentación no solo se basa en la comida que ingerimos. Hay otro componente importante en esta ecuación: la hidratación. Hasta hace poco pensaba que la hidratación era solamente tomar 8 vasos de agua al día, sin embargo, la calidad del agua es sumamente importante.

Antes de empezar a estudiar sobre la hidratación, pensaba que lo importante era que el agua fuera potable, es decir, incolora, inodora, recogida de un lugar limpio y que estuviera libre de microbios y parásitos. Pero el hecho de que el agua sea potable no quiere decir que sea un agua de calidad. Hoy sé que la hidratación es mucho más compleja.

El agua, al igual que toda sustancia, tiene su patrón vibratorio. Se habla de agua viva *versus* agua muerta. El agua de la mayoría de los países sigue las regulaciones de potabilidad, pero entre los estudios que se han hecho sobre los componentes nocivos en el agua está el flúor (Skórka- Majewicz et al, 2020). Además, por más que digan que los metales que se encuentran en el agua y el cloro que le ponen se encuentran en un rango seguro, lógicamente esta agua pierde los minerales y la energía que tiene cuando está en su estado natural, aunque hoy en día, por los pesticidas y otras toxinas en el ambiente, también notamos que incluso el agua en su ambiente natural no está en óptimas condiciones (Srivastad, Patel y Chaudhary, 2020).

Poco nos ponemos a analizar todo lo que hace el agua, y es que tampoco nos enseñan esto en nuestro sistema educativo. En nuestro cuerpo, el agua es el medio de transporte más importante: lleva oxígeno y los alimentos diluidos a todos los órganos. Además, luego lleva todos los residuos a los órganos que se encargan de eliminarlos. Incluso, el agua es la que se encarga de la salud de las células; si a nivel celular no estamos hidratados, nuestras células no tendrán suficiente energía.

Lo ideal es tener un sistema o implementar procesos en casa para hacer que el agua que ingerimos esté llena de minerales y sea agua viva. Yo no soy experta en el tema, pero he hecho algunos cambios en mi casa para asegurarnos de que estemos hidratándonos, incluso a nivel celular. Compramos un filtro, le agregamos minerales al agua y compramos un aparato de electrolización que hace que el agua vuelva a tener su energía (Vorobjeva, 2005).

Considero que la nutrición es un tema que está en constante estudio y que debemos seguir leyendo sobre ella. En algún momento alguien me molestaba diciéndome que yo había intentado todas las dietas y que un día una cosa era buena y al día siguiente no. Está bien cambiar de opinión, porque uno está en constante aprendizaje. Este comentario solo me dio más ganas de seguir estudiando.

10

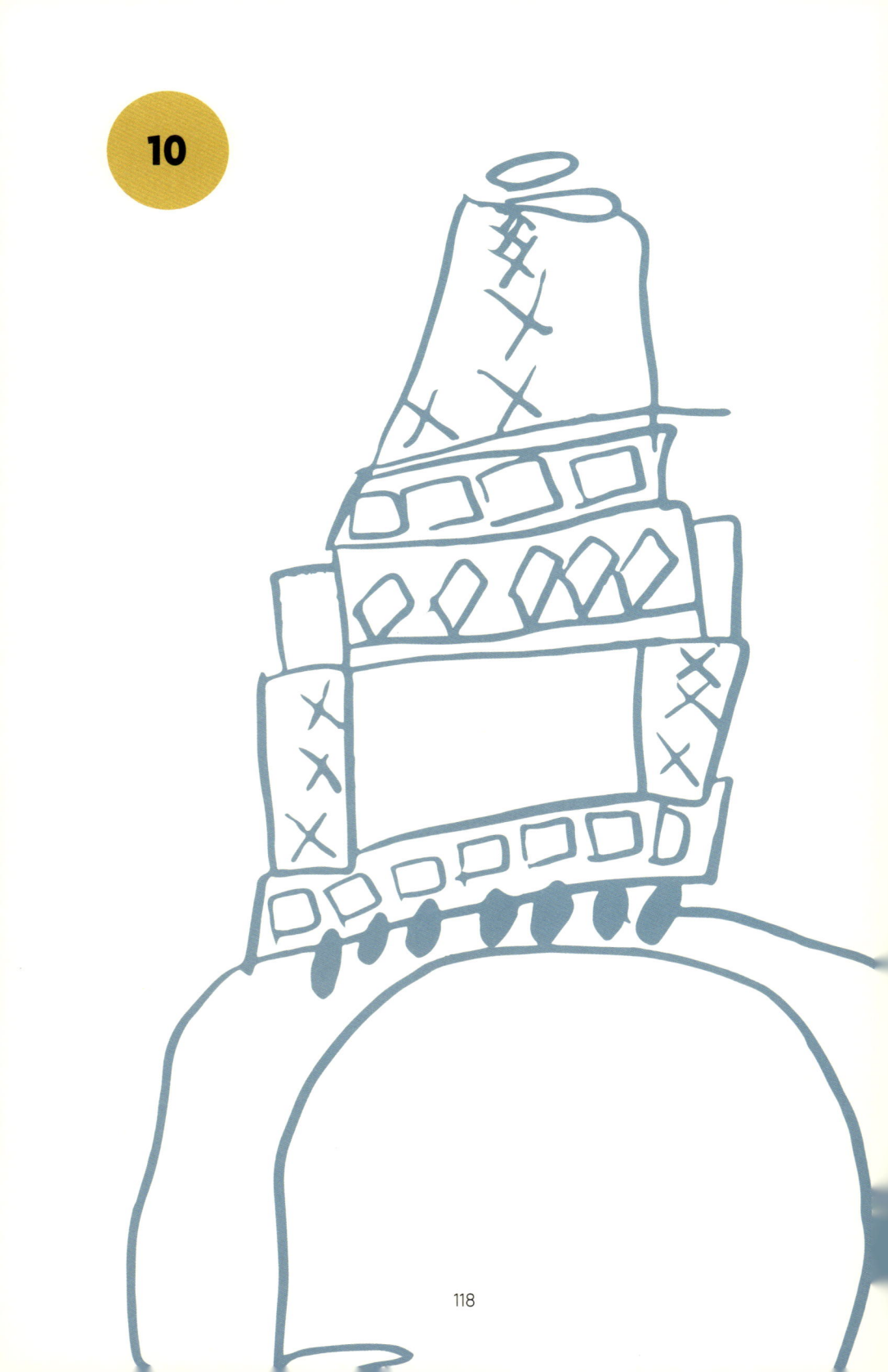

~~Tratamientos Y terapias~~
¡Aventuras!

¿Qué tiene mi hijo? ¿Qué hago? ¿Dónde voy? ¿Qué haces cuando, según tu pediatra, tu hijo no tiene nada, pero tu instinto de madre te dice que algo no está bien? Sí, había una posibilidad de que todo fuera una exageración, pero ¿y si no? Pasaría el tiempo y luego, si recibía un diagnóstico, tendría que mirar atrás y darme cuenta de todo el tiempo que había perdido sin poder hacer nada por él. Y es que en condiciones de desarrollo neurológico, mientras más temprano se intervenga, más podemos aprovechar la gran plasticidad del cerebro infantil. La incertidumbre me mataba. No tenía idea de qué estaba pasando. No sabía qué hacer. Pero en mi corazón sentía que mi hijo no estaba bien y no podía quedarme de brazos cruzados.

A falta de guía y con mucha desesperación, aproveché que a mi mamá le tocaba viajar a una cita médica a Estados Unidos para ir con ellos. Mi mamá tiene esclerosis múltiple y mis padres viajan cada tres meses para que ella reciba tratamiento. Aún no les habíamos comentado nada en concreto sobre nuestros pensamientos y sospechas. Sí habíamos conversado que Lolo estaba tardando en hablar y ellos me decían que era porque era varón. Del otro lado de la familia nos decían que el primo de Lolo no había hablado hasta los cuatro años. Nos fuimos con la excusa de llevar nuevamente a Lolo a Disney. Recuerdo que estaba enfermo, como siempre, y el viaje no le hizo bien. Tenía mocos y una fiebrecita.

Llegamos a la clínica y le comenté a Paz, la asesora de soporte al paciente internacional que ha ayudado a mi mamá desde hace más de 20 años, todas nuestras inquietudes. Paz nos dijo que lo primero que teníamos que hacer era conseguir una cita con un otorrinolaringólogo para que, efectivamente, descartara la sordera.

Nos consiguió la cita para esa semana. Al llegar, nos condujeron a un cuarto cerrado que emitía diferentes sonidos por todos lados. Lolo no reaccionó a ninguno. Allí estaba yo, sentada con mi hijo en las piernas sin entender cómo él no podía escucharlos. Después de esa prueba nos sentaron frente a una máquina, le pusieron unos audífonos grandes y en menos de dos minutos nos dijeron: "él no está escuchando, sus oídos están llenos de fluidos y necesitamos operarlo porque no sabemos desde cuándo está así, y si lleva mucho tiempo, la infección puede incluso terminar en meningitis, dañar los huesitos del oído o causar una perforación timpánica".

El médico nos pidió que fuéramos a urgencias para que nos atendiera un pediatra y nos diera una certificación que dijera que Lolo estaba en condiciones para ser operado. Le harían una "miringotomía bilateral con colocación de tubos de ventilación". Básicamente, durante la intervención se colocan en los tímpanos unos "tubos de timpanostomía". Estos pequeños tubos permiten la ventilación del área ubicada detrás del tímpano, el oído medio. Es una operación muy común; en Estados Unidos, cada año, se colocan aproximadamente dos millones de tubos de timpanostomía en niños para ayudar a prevenir las infecciones crónicas en el oído medio.

Fuimos al pediatra y él nos mostró cómo se veía el oído por dentro. Nos comentó que esto parecía de meses porque la infección se veía muy fuerte. El oído estaba lleno de fluidos. Aún recuerdo pensar "aquí se acaba nuestra pesadilla". Esa noche muchas cosas pasaron por mi mente. Cuando Lolo nació, antes de salir del hospital, nos dijeron que había salido mal en el examen de oído. La doctora nos había dicho que no hiciéramos caso a eso, que muchos niños salen mal en ese examen porque aún están llenos de fluidos de cuando estaban en el útero... pero ¿esto se pudo haber prevenido? ¿Qué pudo haber causado esta otitis tan severa? Y ¿por qué ningún doctor en Panamá pudo ver que Lolo tenía los oídos tapados? Pero la pregunta que más me angustiaba era ¿es posible que este sea el final de nuestra pesadilla?

El día de la operación fue muy emotivo. Yo estaba feliz con la esperanza de que Lolo por fin estaría bien, pero también preocupada porque a mi hijo lo iban a anestesiar e iba a tener una operación. Cuando llegamos al doctor, lo registraron en la recepción y a los 20 minutos nos llamaron para que él entrara. Tuvo que entrar solo y no poder acompañarlo fue un sentimiento horrible. Sí, le entendí al doctor que era un procedimiento común, sin embargo, yo lloraba, y no sé si era por el alivio de pensar que todas las noches sin dormir iban a terminar o si eran las emociones de haber entregado a mi hijo.

Recuerdo el preciso momento cuando me llamaron para decirme que ya podía pasar para que cuando Lolo se despertara me viera. El doctor nos dijo que la operación había sido un éxito. Ese día Lolo durmió toda la tarde. En la noche fuimos a cenar y recuerdo verlo reír, y yo con él. Como si nos hubieran devuelto a nuestro hijo, ese que en algún momento habíamos perdido. Y es que sinceramente nosotros veíamos cómo su salud se estaba deteriorando... era algo visible. ¡Qué ilusionados estábamos!

Al día siguiente, Lolo no reaccionaba a ningún sonido, era como si lo hubiesen desconectado del mundo. Algo no estaba bien, pero decidimos que era importante esperar un tiempo para que el oído drenara.

Cuando llegamos a Panamá y vimos que no mejoraba, hicimos cita con la pediatra para contarle lo que habíamos hecho, y nos refirió con un otorrino, que a su vez nos refirió a una fonoaudióloga. En la cita la pusimos al corriente de la situación. Ella nos explicó que seguramente su cerebro tenía que aprender a reaccionar a esos sonidos que había dejado de escuchar. Nos sugirió terapia para estimular al cerebro a través del oído. Comenzamos llevándolo dos veces por semana y nos dimos cuenta de que, después de dos meses, no estábamos viendo progreso; que era difícil que Lolo se enfocara en su terapia.

El 11 de abril de 2015 decidimos escribirle al doctor que lo operó en Estados Unidos: "Aún no habla. Va a terapia dos veces a la semana. Estamos pensando que puede tener cierto grado de autismo". Recuerdo cómo me sentí al escribir este *e-mail*. Era como si al escribir la palabra autismo le hiciera daño a mi hijo y lloraba desesperada. Si tan solo hubiera sabido que ese era solo el inicio de nuestros muchos viajes buscando solucionar nuestro problema; aquel problema que, luego, sin saberlo, se volvería nuestro maestro.

La respuesta del doctor fue: "Sigan dando terapia. Buena suerte". Nos dimos cuenta de que necesitábamos seguir buscando, que nuestra pesadilla no había terminado. Entendí también, a la dura, que cada médico se encarga de su especialidad, y aunque el cuerpo esté conectado, no todos los médicos están dispuestos a ver el cuerpo integralmente. ¿Por qué no hacerme más preguntas para referirnos con otro especialista? Y si bien no estoy criticando la manera de trabajar de los médicos, no deja de sorprenderme cómo pueden limitarse a lo que les compete y no tener esa conexión humana para tratar de apoyar a un paciente.

Le tocaba cita a Lolo para revisar sus oídos en Estados Unidos, pero no podían atenderlo si estaba enfermo, y seguía enfermándose mucho, siempre con mocos. Recuerdo que le salían mocos y pus por los tubitos del oído. Decidimos hacer las pruebas en Panamá con el otorrino que nos habían recomendado. Hablé con Pepe y acordamos: si nos dicen que su oído está bien, entonces solo hay una respuesta: AUTISMO.

Llegamos al doctor, lo revisó y vio que los tubitos estaban bien puestos. Le hicieron los exámenes de oído y el doctor dijo que ambos estaban bien. El cerebro sí reaccionaba al sonido. Confirmaron que Lolo no tenía una neuropatía auditiva. Y ese mismo 29 de junio de 2015, sin la confirmación de un neurólogo, sin una prueba específica, yo le confirmaba a mi corazón que lo que venía sintiendo era cierto: Lolo tiene autismo.

Y ahora ¿qué hacemos? Sentía que era más fácil si me decían que Lolo tenía un problema auditivo. ¿Por dónde empezamos? ¿Qué especialista tenemos que visitar? ¿Cómo resolvemos este problema tan grande? Me acordé de que la amiga de una amiga tenía una especialización en autismo y le escribí para ver si podía ver a Lolo. Estaba segura de que por la relación me diría que sí. Sin embargo, me comentó que no tenía citas cerca. Creo que tenía que esperar como dos meses para que nos atendiera. En mi mente dos meses era demasiado. Yo no podría esperar tanto para saber qué tenía mi hijo. Le confesé que estaba desesperada, y me dijo que si era autismo igual no era algo que íbamos a poder arreglar de inmediato. Mi sentimiento de impotencia me estaba matando. La verdad no entendía cómo una persona podría ser tan "fría" con alguien que conocía. No sabía a quién recurrir. Me sentía perdida en un mundo desconocido. Quizás no necesitaba una cita con ella, sino alguien con quien hablar, que me guiara en este proceso. En ese momento de mi vida sentía que todo estaba en mi contra, la juzgué y me repetía a mí misma que jamás hubiera hecho eso si el caso fuera contrario. La mente es sabia; ahora trato de recordar otras cosas que pasaron durante esos días, pero mi mente ha bloqueado mucho. Entiendo que mi cuerpo en ese momento estaba en la reacción de "lucha y huida", y fue un trauma en mi vida porque no recuerdo nada más que cosas muy específicas.

En mi desesperación, un día, llegando del trabajo, decidí llamar a un amigo de mis padres que es médico. No sé por qué lo llamé, ya que es urólogo y no tenía nada que ver con el posible autismo de Lolo, pero le dije lo que me estaba pasando, que yo creía que era autismo pero que hasta ahora no sabía con quién hablar ni a qué médico acudir; que mi pediatra no veía cómo Lolo podría tener autismo y que yo estaba desesperada. Él me pasó el contacto de una doctora que trabajaba con él y que su hijo estaba diagnosticado con autismo. Le envié un mensaje para que me avisara cuándo podía llamarla.

Ese día hablé con ella por lo menos dos horas. Recuerdo que estaba en mi carro, estacionada fuera de mi casa. La doctora me contó todo lo que había hecho con su hijo, cómo se dio cuenta de que tenía autismo y me dio el contacto de todas las personas que le atendían. Ese día me quedé con palabras que me acompañan hasta hoy: un día a la vez. Esa persona me hizo reír, me dio esperanza, me sirvió de guía. Necesitaba esto, hablar con alguien que estuviera en este camino. Qué reconfortante poder escuchar a una mamá y sus experiencias. Su hijo se veía bien, y yo solo empezaba por este camino, no sabía nada de autismo, así que mientras definía qué iba a hacer con mi vida, decidí llamar a las personas que atendían al niño de ella.

El recuerdo de esa sensación de estar perdida, desorientada, desesperada, y la gratitud que siento por esa doctora, esa madre que me dio su tiempo y su orientación, son las razones que me llevaron a escribir este libro. Si tu familia está comenzando este camino, espero que aquí encuentres respuestas a algunas de tus preguntas y sepas que lo que estás sintiendo es normal. No estás sola. También espero que uses este libro como un recurso, mas no como una guía. Que en estas páginas encuentres orientación e información acerca de los profesionales que se recomienda visitar, las pruebas para descartar otras condiciones, la importancia de la intervención temprana, y que conozcas algunas realidades del mundo al que estás entrando. Sin embargo, quiero invitarte a hacer tu propio camino siempre guiada por lo que sientas y consideres mejor para tu familia.

Llamé a la terapeuta de lenguaje que me había recomendado la doctora, a la neuróloga y a todos los especialistas que me iban a ayudar a entender qué era lo que mi hijo tenía. Yo estaba en búsqueda de un diagnóstico, de un nombre para eso que hacía que Lolo fuera diferente.

La terapeuta empezó a ir a la casa a hacerle terapia de lenguaje tres veces por semana y después de un par de semanas me dijo que Lolo se beneficiaría de otras terapias. Empezamos a llevarlo y le hicimos un plan en el que hacía cuatro horas de terapia al día, incluyendo terapias grupales los sábados.

También acudimos a una paidopsiquiatra. Ella nos dijo que era muy pequeño para diagnosticarlo y que lo que veía no era 100 % un niño con una condición como autismo. Recuerdo que lo puso a hacer algunas actividades y él todas las hacía. Como dije antes, mi mente ha bloqueado muchas cosas de esos tiempos, pero recuerdo que le puso unos juguetes para ver si jugaba con ellos y, en efecto, lo hizo, y también volteaba a verla cuando ella le hablaba. Nos recomendó que volviéramos a evaluarlo en unos meses y que podíamos seguir con las terapias.

Intentamos hacer cita con neurólogos y nos decían que teníamos que esperar por cita tres meses. Nos recomendaron que sacáramos cita con una neuropediatra que trabajaba muy de cerca con una neuróloga. Esta nos mandó a hacerle un electroencefalograma, que fue horrible. El examen requería que Lolo estuviera dormido y se quedara quieto. Para eso teníamos que mantenerlo despierto toda la noche para que lo pudieran conectar. La primera vez que lo intentamos las enfermeras estaban enojadas porque Lolo no se dormía. Nos dijeron que se tenía que dormir rápido porque venía el siguiente paciente. Llamé a Pepe frustrada y llorando; eso fue una tortura para mí como mamá. Cuando volví a hacer la cita, me dijeron que, por favor, me asegurara de que no durmiera toda la noche para que se pudiera dormir cuando llegábamos a la clínica, y yo estaba tan enojada que le pregunté cómo hacían con los niños que eran violentos o que eran mucho más hiperactivos que Lolo. Hicimos el segundo intento y también fue fallido.

A la siguiente cita no fui yo, porque no podía ni ver a esas enfermeras. Fue Pepe y esa tercera vez lo logramos. No recuerdo cuántos días tomó para que acudiéramos a la neuropediatra para ver el resultado. Al parecer, en el examen se veía que Lolo tenía unos picos inusuales en el lóbulo frontal izquierdo. Le mandaron a tomar un medicamento anticonvulsivo. Y nosotros pensamos una vez más que se acababa nuestra pesadilla. Debo admitir que estaba muy feliz. Qué fácil iba a ser esto, un medicamento me devolvería a mi hijo. La doctora nos dijo que todos los sábados íbamos a subirle la dosis y además estaría en contacto con las terapeutas para darle seguimiento a las terapias. Pero la doctora desapareció por varios sábados. Le preguntaba a la terapeuta que trabajaba de cerca con la doctora si sabía de ella, pero solo me mandaba a decir que le subiéramos la dosis.

Mi segundo viaje se planificó en una sala de espera, como muchas otras cosas en mi vida. Un día llevé a Lolo a su terapia, la terapeuta ocupacional salió a recibirlo y empezamos a hablar. Me comentó que había otras mamás que habían llevado a sus hijos a un centro en Florida. En ese momento yo lo que necesitaba era resolver y estaba dispuesta a hacer lo que fuera por mi hijo. No pasaron ni cinco minutos desde que la terapeuta me había dado la referencia, cuando llamé y me dijeron la gran noticia, que como mi hijo tenía menos de dos años le podían dar cita sin necesidad de meterlo en lista de espera. La hicimos para el 26 de agosto de 2015.

Llegamos a Estados Unidos y, como todos los viajes de tratamiento que le han seguido, intentamos que este no solo estuviese enfocado en el problema, sino que también nos divirtiéramos, que fueran unas vacaciones. El día de la evaluación llegamos quizás 20 minutos antes de nuestra cita por si había que llenar algún formulario extra. Llegar a esa clínica nos llenaba de ilusión, aunque no sabíamos mucho de lo que íbamos a hacer. No conocía a nadie que hubiera ido ni había pedido el contacto de nadie para la referencia, simplemente confié en la terapeuta. En la página de internet tampoco había mucha información. Pero sí recuerdo que explicaba los diferentes programas que tenían y pensamos que a Lolo le mandarían tres semanas y listo. No sentíamos que lo de él fuera tan grave y jurábamos que, con todos los niños que reciben, resolver lo de él iba a ser fácil.

Nos pasaron a un cuarto donde había un sofá y una camilla. Allí estábamos Lolo, Pepe y yo sentados, esperando a que nos atendieran. Entró la persona que, al parecer, nos iba a hacer la evaluación. Empezamos a contarle nuestra historia. Preguntó sobre las terapias que le habíamos hecho y todo el historial de salud. Nos comentó que era la fundadora y directora del centro, una mujer con mucho carácter y se notaba que tenía mucho conocimiento. Comenzó a hacerle pruebas a Lolo que jamás le habían hecho en Panamá. Mientras se las hacía yo estaba sentada en el piso, llorando. Lloraba porque no entendía lo que hacía y también porque vi cómo Lolo se frustraba con algunas de las cosas que intentaba hacer. Luego de un tiempo la directora llamó a otra persona para que se llevara a Lolo para hacerle más evaluaciones con otras especialistas. Nos quedamos nosotros tres y empezamos a conversar. No recuerdo mucho de esa conversación, pero se me grabaron algunas cosas. Nos preguntó qué diferencia habíamos notado con las terapias que le habíamos hecho, a lo que Pepe respondió: "la mirada ha mejorado"... y ella dijo: "la mirada... él no te mira... a mí no me gusta cómo se ve su mirada". También dijo: "no entiendo por qué le mandaron anticonvulsivos, él no ha tenido convulsiones, esos picos 'raros' se los quitaremos a punta de terapia". Nos aclaró que ella no era neuróloga, que no podía decir que le diéramos o no la medicina, pero nos dejó claro que si Lolo fuera su hijo, ella no se la hubiera dado. Todavía no habíamos llegado ni siquiera a la dosis que teníamos que llegar, la doctora seguía sin responder y decidimos no seguir dándole el medicamento.

Al final de la evaluación nos sugirieron tomar un intensivo de seis semanas, y la siguiente fecha disponible era justo para inicios de septiembre. Regresamos a Panamá, arreglamos nuestras cosas y llegamos a Estados Unidos justo el fin de semana antes de comenzar, el 7 de septiembre. Por siete semanas estaríamos en terapias. Los intensivos usualmente eran tres semanas, una semana de vacaciones y luego tres semanas más. Yo estaba muy ilusionada, tenía el presentimiento de que habíamos llegado al lugar que nos ayudaría con nuestro Lolo. Mi primo David, que no vive en Panamá, y que puedo contar las veces que nos habíamos visto en la vida, nos prestó su apartamento; ¡qué afortunados fuimos de poder contar con eso, nuestro hogar por siete semanas! Ese lunes llegamos nerviosos, con tantas expectativas y yo ansiosa por ver la evolución de Lolo. Era el día de hacer *check-in,* teníamos cita con la persona de servicio al cliente que nos entregaría nuestro horario y nos daría toda la información que íbamos a necesitar. Nos enseñaron el salón de padres, donde pasaríamos gran parte del tiempo mientras Lolo estaba en terapia, y tuvimos cita con cada especialista para que juntos pudiéramos acordar las metas. Estas tenían que ser realistas, basadas en la evaluación de Lolo. Los especialistas nos guiaban con metas realistas y específicas; no podían ser cosas como "quiero que hable" o "quiero que se quede quieto". Recuerdo que una de las metas con la terapeuta ocupacional era que Lolo no se moviera tanto; la meta con la terapeuta de lenguaje era que aprendiera sobre comandos básicos: parar, esperar, quiero más. Todas las especialidades trabajarían en sinergia para lograr cumplirlas. Si estábamos contentos con la decisión de haber ido allá, ahora más. Ese día tuvimos la oportunidad de conocer a otras familias que, como nosotros, habían acudido a ese centro para ayudar a sus hijos, la mayoría personas de otros países, otras que se habían mudado cerca para tenerlos en un programa extendido. Lolo era uno de los más chiquitos del centro que estaba en intensivo. Para el final de la semana ya nos habíamos acostumbrado a ese lugar que se volvió nuestra zona de confort. Llegar todas las mañanas, entregar a Lolo a la terapeuta e ir al salón de los papás se había vuelto una rutina cómoda. Compartir con padres que ya habían ido varias veces me hacía pensar que estaba en el lugar correcto; además, fue allí donde también empecé a escuchar sobre otros tratamientos. Un grupo de padres que ya eran veteranos en el tema había probado diferentes tratamientos con sus hijos y no lo compartían con todo el mundo porque, al parecer, si la dueña se enteraba de que le estabas haciendo tratamientos con los que ella no estaba de acuerdo, simplemente no te daban más cupos. Estar allí y compartir me hizo abrir la mente y empecé a ser curiosa, a estudiar, a entender que el mundo del autismo era grande y era un camino que no tenía una ruta clara.

Las primeras semanas se pasaron muy rápido, y es que todos los días íbamos al centro y al salir acudíamos a algún lugar para estar entretenidos. Entre tantas familias, había una de Panamá, y para el cumpleaños de Lolo nos fuimos a un parque acuático que tenía un zoológico. Como ya conté antes, la mamá, que luego se volvió nuestra amiga, nos hizo un arroz con pollo y pasamos súper bien ese día juntos y los niños se divirtieron. También otra mamá nos llevó un dulce al centro para cantarle cumpleaños a Lolo. Que fácil era hacerse amigos de personas que estaban pasando por situaciones muy similares a las de uno. Nadie juzgaba, era un ambiente amigable al que uno se acostumbra. Difícil era pensar que nos tocaría regresar a la realidad. A la tercera semana, esa última antes de que saliéramos de vacaciones, mi hermano llegó por un par de días a visitarnos y mi mamá se quedó toda la semana, ya que Pepe tenía que regresar a Panamá. Para esas semanas teníamos una agenda apretada: en la mañana íbamos a terapia y en la tarde habíamos inscrito a Lolo en natación. Mi hermano y mi mamá vieron mucha diferencia en Lolo, yo aún no lo veía pues pasaba con él todo el día, y era más fácil notar la diferencia si no estabas siempre con él.

Después de la tercera semana, que era libre, Lolo y yo nos fuimos a Disney a pasarla solos. Allí fue donde me di cuenta de que había cambiado mucho. De hecho, Disney se volvió nuestro lugar para ir midiendo su progreso. Fue increíble pasar con mi hijo en un sitio donde se divertía. Llegábamos temprano al parque y nos marchábamos cuando cerraba, ¡qué días tan largos y divertidos! El domingo regresamos a Ft. Lauderdale, el lunes nos tocaba acudir al centro y además venía Pepe, y le teníamos una sorpresa: ¡venía en camino bebé número 2!

Regresar al centro después de esas vacaciones fue diferente. Ya estaba familiarizada, ya conocíamos a las personas, y aunque habían sido solo tres semanas allí, se sentía como en casa. Nuevas familias llegaron y les dimos la bienvenida. Esas últimas semanas se fueron volando. Y verdaderamente vimos mucha mejora en Lolo, de hecho, todos lo hicieron. La última semana era para hacer evaluación y determinar lo que se logró y cuándo teníamos que regresar, sí, regresar... después de que habíamos pensado que en tres semanas podían hacer milagros, ya nos quedaba más claro que nunca que no había varita mágica. Ahora, había un dilema: estaba embarazada y con fecha de parto para mayo. Teníamos que regresar antes, aunque estaba dispuesta a dar a luz en Estados Unidos, es más, estaba dispuesta a quedarme. Pero hablando con las especialistas, nos recomendaron volver a Panamá para que Lolo estuviera en su ambiente y pudiéramos darle tiempo a su cerebro para asimilar lo que se trabajó durante esas semanas. Para nuestra sorpresa, nos recomendaron solo tres semanas en enero. Escuchar eso me provocó una mezcla de sentimientos: ¿Lolo había mejorado tanto que ya no necesitaría mucho más? ¿Sería que regresábamos por tres semanas y ya no tendríamos que hacer más nada? ¿O se habían equivocado? Lolo había progresado tanto que los especialistas también tenían altas expectativas en él, y por más que pedimos un intensivo largo, nos debatieron que tres semanas en enero sería suficiente para la segunda vuelta.

Ya en Panamá, las instrucciones eran no hacerle terapia; solo jugar. En mi desesperación por entender o ver que mi hijo mejoraba, le compraba juguetes. Entraba a una tienda y buscaba todos los juguetes que yo creía que le iban a gustar para ver si podía jugar con él. Cuando me preguntaban para qué edad buscaba, yo siempre decía uno o dos años menos de los que Lolo tenía. Pensaba que él "no entendía" los juguetes y que por eso no jugaba.

Mi vida con Lolo hasta ese momento había transcurrido de terapia en terapia. Los únicos juguetes que tenía en mi casa eran para esos fines. ¿Qué le interesaba a mi hijo? ¿Cómo podía yo jugar con él? Trataba de recordar lo que a mí me gustaba cuando era pequeña e incluso qué jugaba mi hermano, pero a él parecía no interesarle nada, ni siquiera los legos, que en teoría a las personas con autismo les gustan. Intentamos también que jugara con balones y carritos, y nada. A él lo que le gustaban eran los instrumentos musicales y los libros, correr y escalar, pero yo estaba con el afán de que le gustaran los juguetes.

Lo que Lolo pedía era estar afuera, él siempre ha tenido esta fascinación con escalar, saltar y correr. A nosotros, padres jóvenes y supuestamente con mucha energía, nos costaba mucho sacarlo a que fuera libre. Creo que era un poco por el dolor que nos daba no poder controlar lo que hacía; quizás también un poco de miedo de que algo le pasara, y otro poco de agotamiento mental. Ahora que lo pienso mejor, tal vez era lo que siempre encontrábamos cuando viajábamos para la terapia; sí, la excusa de la terapia nos daba libertad, nos hacía salir y eso hacía sentir bien a Lolo.

Aprendizaje: Jugar con un niño no es jugar a lo que uno le gusta o uno cree que le guste. Jugar es lograr conectar con lo que al niño le llama la atención.

A mí siempre me ha gustado la naturaleza, y aunque no crecí en la familia más exploradora, desde chica siempre tuve la oportunidad de estar cerca del mar. Estar en la naturaleza me recuerda lo chicos que somos, que no tenemos el control de absolutamente nada. Me recuerda que las piedras son parte del camino y que hay huecos en los que muchas veces nos tenemos que caer… sí, no importa qué tan rápido reaccionemos, hay esos que no vamos a poder esquivar. La naturaleza nos recuerda que todos los tipos de clima son buenos y que incluso las tormentas son importantes para mantener a la tierra en equilibrio.

Cuando me pregunto ¿por qué yo?, ¿qué hice mal?, la naturaleza me recuerda que la lluvia no solo moja, sino que también pinta los cielos. Nos toca aguantar la lluvia para poder ver el arcoíris y, me deja claro que después de la tormenta, siempre viene la calma.

Esos meses en Panamá me dediqué a estudiar por las noches. Ya mis investigaciones no eran sobre autismo, sino sobre la importancia de la dieta y acerca de muchas otras terapias, en especial esas que las otras mamás me habían comentado. Regresar a la realidad fue un poco difícil; añoraba estar en esa sala de espera con otras familias.

Enero llegó rápido, regresamos a Estados Unidos, nuevamente ilusionados, pero siempre con la duda de si tres semanas serían suficientes. Volvimos a inscribirlo en clases de natación. En las mañanas íbamos al centro y en las tardes a las clases. Nuestras conversaciones con otras mamás ya eran diferentes, porque había estudiado mucho. Entendía mejor las cosas que me decían las mamás que llevaban un poco más de tiempo en esto. Pasaron las tres semanas y quedamos un poco decepcionados, y también sentimos lo mismo de parte de las terapeutas. De hecho, una nos confesó que no entendía por qué solo le habían recomendado tres semanas de intensivos a Lolo, y es que los cambios que vimos la primera vez fueron tantos que esperábamos lo mismo o incluso más. Yo estaba un poco desesperada, a tal punto que hacía planes para que Pepe y Lolo regresaran en abril sin importar si había posibilidades de que se perdieran el nacimiento de Billy, nuestro segundo hijo. Después de hablarlo, acordamos que era mejor que Lolo fuera parte, ya que sería un acontecimiento importante en la familia. Decidimos regresar a Panamá y arreglamos para volver todos juntos en agosto, después de que Billy naciera.

Aunque las instrucciones fueron que no hiciéramos terapia, yo no consideraba buena idea esperar todo ese tiempo sin hacer nada. En esos meses que estaríamos en Panamá, mientras Billy nacía algún día de mayo, no quería sentir que Lolo se estancaba. Llamé a diferentes especialistas y procedimos a hacerle un horario de terapias. Algunas eran en casa, otras en diferentes centros. Por cinco meses estuve yendo de centro en centro, probando diferentes terapias. También lo inscribimos en una escuelita que comenzó en marzo, y yo corría de lugar en lugar. Lolo tenía su horario de 7:30 a.m. a 5:00 p.m. todos los días en alguna actividad y yo estaba agotada. Me había vuelto la chofer de mi hijo, le daba de comer en el carro porque sentía que si lo dejaba mucho tiempo libre no avanzaría y echaríamos a perder lo que habíamos logrado hasta ese momento. Además, en las noches investigaba y me preparaba para recibir al otro bebé; para eliminar cualquier elemento que pudiera haber causado el autismo de Lolo. Todo esto alrededor de mi horario de trabajo.

El intestino y el cerebro

No recuerdo cómo llegué a saber sobre una doctora cuya hija había sido diagnosticada con autismo y que se había enfocado en curar su salud gastrointestinal. Me dieron el contacto y solicité una cita. Solo sabía que ella hacía algunos exámenes para evaluar el cuerpo integralmente, enfocándose en la salud gastrointestinal, y que muchos niños tenían buenos resultados. Hablamos por un largo tiempo para entender qué habíamos hecho hasta ese momento. Fue una conversación larga e interesante. No solo me hablaba del punto de vista médico, sino también porque ella había pasado por ese proceso con su hija. En esa cita me dijo que iba a mandarme algunas pruebas con las que mediría la intolerancia alimentaria a través de una prueba llamada IgG, una prueba en orina de ácidos orgánicos, y le haría un análisis de heces para ver cómo estaba la flora bacteriana.

Yo había estudiado un poco sobre la importancia de la dieta en los niños con autismo y otras condiciones, pero hablar ese día con la doctora me hizo entender aún más. Con las pruebas de IgG, básicamente buscaba medir una reacción del sistema inmunológico a algunos alimentos. No quería decir que Lolo era alérgico a esos alimentos y que nunca los iba a poder comer, pero en teoría, los alimentos a los que el cuerpo está reaccionando son los que están causando inflamación. Con la prueba de los ácidos orgánicos en orina determinaríamos información sobre sus procesos metabólicos y de toxificación, y además sabríamos si existía una disbiosis intestinal, es decir, un desequilibrio de bacterias buenas y malas, que por el historial de mocos recurrentes y problemas de diarrea que habíamos tenido, lo más probable era que sí existía esa disbiosis. Le conté a la doctora que, por casi un mes, Lolo había estado con una pañalitis extrema.

No había contado esa parte de la historia, porque hasta aquí esto no había sido una bandera roja en la salud de Lolo. Y es que todos los bebés en algún momento tienen pañalitis, ¿no? Bueno, en octubre-noviembre de 2014, cuando Lolo recién había cumplido un año, estuvo casi un mes con una pañalitis aguda. La irritación era tan fuerte que por una semana no pudo usar pañales. La única explicación que nos daban era que probablemente le había pasado porque se quedó mucho tiempo con el pañal sucio en la noche. Yo sabía que esto no era cierto, pero ¿cómo íbamos a discutirlo? Lo único que nos decían era que utilizáramos crema para prevenir la pañalitis, que en realidad lo empeoraba, y por otro lado, nos mandaban remedios naturales para bajar el ardor. Lolo sufrió mucho con eso, y yo aún más. Recuerdo que nos fuimos a la playa y pensamos, ¿lo dejamos sin pañal y lo metemos al agua salada para que lo cure? Estábamos desesperados.

El día de la cita entendí que eso era un síntoma que demostraba claramente que algo estaba pasando con su salud intestinal. Hay varios factores que pueden causar una pañalitis, y si bien es cierto que uno de ellos, y el más común, es dejar el pañal sucio mucho tiempo, la pañalitis también puede ser causada por una infección bacteriana o de levaduras. Y aquí la importancia una vez más de seguir tus instintos y buscar segundas opiniones. Nunca sabremos qué causó la pañalitis, pero claramente algo no estaba bien en su cuerpo.

La pañalitis por infección bacteriana (generalmente estreptococo o estafilococo) no es tan común, sin embargo, no se debe simplemente tomar a la ligera, porque el estreptococo puede causar un trastorno pediátrico neuropsiquiátrico autoinmune que se conoce por su acrónimo Pandas. Los síntomas se confunden mucho con los autísticos, y además hay muchos niños en el espectro que también tienen Pandas.

Por otro lado, está la pañalitis causada por infección por levaduras, que pasa cuando hay un crecimiento excesivo de un hongo que está en el tubo digestivo: cándida. Nuestro sistema inmunológico se encarga de mantener un balance en nuestro cuerpo... el problema es cuando ocurre ese desbalance. Es muy común en niños que han pasado por tratamientos de antibióticos, y es que cuando tomamos antibióticos ellos matan las bacterias buenas y malas, causando un desequilibrio en la flora intestinal necesaria para mantener la salud corporal, hacer adecuadamente la digestión y evitar infecciones por patógenos. La candidiasis, que también es común en los adultos, es una señal clara de que nuestra salud gastrointestinal no está bien.

La mayoría de las veces, y lo sé porque he hablado con otras mamás, para controlar la pañalitis los doctores mandan cremas para tratar el área afectada, pero deberíamos estar claros de qué estamos tratando cuando es una pañalitis, porque no es solamente el tratamiento de la piel irritada, sino lo que estamos consumiendo (o no) para evitar que esto vuelva a suceder y poder manejar la causa.

Lolo había pasado desde chico por varios tratamientos con antibióticos y nunca un doctor me habló del desbalance bacteriano que esto podía provocar en su tracto intestinal, ni de la importancia de mantener una alimentación adecuada para ayudar a la flora a recuperar su balance. Además, yendo todavía más para atrás, Lolo había tomado un medicamento que se llama montelukast en ese primer año; si mal no recuerdo, se lo mandaron por primera vez cuando tenía seis o siete meses, un tratamiento que se usa para prevenir ataques de asma o alergias severas, que Lolo nunca tuvo, pero se lo recetaron porque siempre tenía moquitos y, que yo recuerde, nunca intentamos más nada aparte de eso. Como madre primeriza, nunca pregunté acerca de ese medicamento, solo se lo daba. Según la Administración de Medicamentos y Alimentos de Estados Unidos (FDA), algunos efectos secundarios del montelukast pueden incluir infección sinusal, infección de oído, pero eso no es todo, también advierte acerca de los efectos secundarios para la salud mental, que incluye pensamientos o acciones suicidas. Con este medicamento, de acuerdo con la FDA, puede que los beneficios no superen los riesgos. ¿Será que eso, sumado a las varias rondas de antibióticos, habían desencadenado todo lo que estaba pasando con Lolo? Nunca lo sabremos, pero, sin duda alguna, hablar con la doctora me dejó más claro que tenía que seguir evaluando su salud integral.

La otra prueba que nos iba a dar luces sobre cómo proceder con Lolo sería un análisis de heces completo, donde veríamos si había presencia de parásitos, si existía la disbiosis y si había un crecimiento anormal de una bacteria llamada *clostridium.* Estas pruebas se mandaban a hacer a Estados Unidos y demoraba un tiempo para que el resultado regresara, pero desde ese día la doctora me dio sugerencias para empezar a hacer cambios un poco más avanzados que solo eliminar el gluten y la caseína; también descartaríamos otros alimentos, incluyendo aquellos con oxalatos altos, altos en azúcares (aunque fuera azúcar natural de fruta o fructosa) y eliminaríamos en lo posible los alimentos procesados. Además, nos recetó probióticos para empezar a tratar la flora intestinal.

Gluten
Según la Federación de Asociaciones de Celíacos de España, el gluten es una proteína que se encuentra en la semilla de muchos cereales como el trigo, cebada, centeno, triticale, espelta, algunas variedades de avena, así como sus híbridos y derivados.

El grano de estos cereales no está compuesto únicamente por gluten, sino que existen otras partes como son el almidón, el germen o el salvado, que si se extraen mediante un proceso tecnológico y con un control exhaustivo se podrían emplear como ingredientes en alimentos sin gluten.

El gluten es el responsable de la elasticidad de la masa de harina y confiere la consistencia y esponjosidad de los panes y masas horneadas. Por este motivo es apreciado en alimentación, por su poder espesante.

Muchas personas son incapaces de digerir esta proteína por completo, ya que tras la ingesta se generan fragmentos proteicos que activan el sistema inmunológico al detectar esos fragmentos como tóxicos, desencadenándose una reacción adversa.
Esos fragmentos tóxicos se denominan prolaminas, que a su vez se componen de gliadinas y gluteninas (trigo). Esos fragmentos se denominan con otro nombre, dependiendo del tipo de cereal, aveninas en avena, hordeinas en cebada, secalinas en centeno.

Caseína
Según la Asociación Española de Personas con Alergia a Alimentos y Látex (Aepnaa), las proteínas son las responsables de la alergenicidad a la leche y su mayor alérgeno es la caseína, la cual, además, es la culpable de la persistencia de la alergia. De todas las alergias alimentarias en las que se producen más errores de clasificación, es en la alergia a la proteína de la leche de vaca (APLV), porque la leche produce variedad de respuestas anómalas, alérgicas y no alérgicas, como la intolerancia a la lactosa, el azúcar de la leche. En el caso de alergia a proteínas lácteas no IgE mediadas, los síntomas tardan más en aparecer y pueden ser crónicos, llegando a afectar el estado nutricional. Destacan los síntomas digestivos, aunque puede haber también síntomas cutáneos y respiratorios. El cuadro más típico es la enteropatía a proteínas lácteas, más conocido como IPLV, intolerancia a proteínas lácteas. Las alergias alimentarias se encuentran en cualquier grupo de edad, siendo más frecuentes en la primera infancia. Al ser la leche el primer alimento que se introduce en la dieta de un lactante, es la APLV la primera alergia que debuta, y afecta a 2 % de la población. En España, el porcentaje de alérgicos a leche de vaca en el primer año de vida ocupa el tercer lugar en las patologías alérgicas detrás de la alergia al huevo y al pescado. Cuando comienza la lactancia artificial, los niños reciben un tipo de leche conocido como leche de inicio y luego leche de continuación; la denominación médica correcta es fórmula adaptada.

Estas fórmulas se fabrican a partir de leche de vaca, pero haciendo modificaciones para acercarse lo máximo posible a la composición de la leche materna.
Se les añade suero láctico, pero el inconveniente es el aumento que sufren en betalactoglobulina, proteína totalmente extraña para la especie humana, ya que no existe en la leche materna, y por ello es una proteína muy alergénica que se introduce en la alimentación del lactante justo en el momento en el que se están estableciendo los mecanismos de tolerancia inmunológica.

Para determinar si un niño es alérgico a la leche es necesario hacer exámenes de tolerancia a la lactosa y a la caseína. Comprar leche deslactosada no ayudará con la alergia a la caseína.

La doctora me habló sobre el trasplante fecal de microbiota, un tratamiento en el que básicamente traspasas heces de una persona sana a una persona que tenga el ecosistema microbiano afectado. Ella había hecho estudios sobre este tratamiento, y así había tratado también a su hija. Yo estaba dispuesta a hacer lo que fuera por recuperar a mi hijo, quien claramente había pasado de ser un niño supuestamente "sano" a estar muy enfermo. Y digo supuestamente porque desde sus primeros meses siempre tuvo temas gastrointestinales. Había días en que no hacía pupú y podía pasar así tres días, y luego había largos períodos de diarrea.

Yendo hacia atrás, la introducción de la comida cuando estaba bebé fue un poco apresurada. Así como presioné para el parto, así mismo me apresuré en complementar su alimentación, no solo con leche de fórmula, sino que a los tres meses y medio ya me habían dado permiso para introducir cereales. Hoy no recuerdo si el cereal que le di a los tres meses tenía gluten o no, ya no es importante ese detalle, pero según La Liga de la Leche Internacional: "Las recomendaciones de la Organización Mundial de la Salud (OMS), la Academia Americana de Pediatría (AAP) y la Sociedad Americana de Salud Pública (APHA), es que la leche humana es el único alimento que necesitan los bebés sanos nacidos a término durante sus primeros seis meses de vida. La composición de la leche humana cambia en respuesta a una variedad de estímulos, de modo que cada madre provee una leche que cumple con las necesidades específicas de su bebé. La leche humana otorga inmunidad durante todo el tiempo que dura la lactancia, y muchos de sus beneficios para la salud continúan durante la infancia y se extienden más allá de ella".

En mi recorrido con Lolo aprendí que durante los primeros seis meses la principal fuente de energía son las grasas, y es importante no solo para el crecimiento físico, sino para el desarrollo del sistema nervioso. Aunque la mayoría de los médicos refieren cereales para introducir alimentos, tomando en cuenta que las grasas son importantes, hay estudios que sugieren alimentos ricos en grasas para hacer esa transición, por ejemplo, el aguacate.

Como todo en este libro, no estoy recomendando algún tipo de alimentación específica para los bebés, de hecho, también estoy consciente de que muchos de los estudios que sugieren alimentos son hechos por asociaciones o empresas a las que les conviene que se vendan esos alimentos, y el aguacate ha tomado mucha fuerza justo en los últimos años. Al final, siento que lo más importante es introducir los alimentos poco a poco, que sean de procedencia natural, e ir observando las reacciones del bebé, y a esas edades es muy importante vigilar cómo evacúa: la forma, la textura, el color y cómo lo hace, es decir, si le cuesta pasarlo. Es más rápido abrir una fruta que preparar un cereal, y mucho más saludable también. Por cierto, esta fue la historia de cómo me volví una *paparazzo* del pupú de mi hijo. En esta etapa aún él no iba al baño y usaba pañales, pero cuando ya iba al baño, yo utilizaba la Escala de Heces de Bristol, para analizarlo.

Después de esta cita, y tras estudiar sobre el trasplante fecal, quería probarlo. Lo hablé con Pepe, y aunque es un tratamiento que todavía está en estudios para tratar el autismo, es una técnica muy antigua. De acuerdo con distintas fuentes, el tratamiento se originó en la India y está registrado en textos ayurvédicos que datan de más de 3,000 años. En la China del siglo IV también se usó para tratar condiciones severas del sistema digestivo. Hoy, en algunos países el trasplante fecal está aprobado para tratar casos de *Clostridium difficile* recurrente. Pero ¿por qué esperar a que la persona esté tan mal como para hacer un trasplante fecal? ¿Por qué esperar a que haya recurrencia si se puede tratar desde la primera vez? ¿Por qué solo utilizarlo para mejorar la flora intestinal de personas con *C. difficile*, si hay otras condiciones que también podrían beneficiarse de repoblar esa flora?

Estas fueron preguntas que nos hicimos mi esposo y yo, y después de leer toda la literatura que pudimos encontrar, y de sopesar los posibles efectos secundarios, decidimos que había más beneficios que riesgos. El tema era convencer a la doctora de que lo hiciera, y convencerla nos tardó un año. Sin embargo, tres meses después de haberle hecho los exámenes, y justo en la semana que nació Billy, la doctora nos recetó un tratamiento de enemas. Le teníamos que preparar a Lolo enemas de carbón activado y probióticos. El enema se lo teníamos que poner dos veces al día, y creo que lo hicimos por unos 15 días: solución salina, dos tipos de cápsulas de probióticos y carbón activado. Inicialmente, teníamos que agarrar a Lolo entre dos, pero a medida que avanzaba el tratamiento, no sé si porque se sentía mejor, pero se dejaba poner los enemas sin problemas. Este fue el primer cambio grande en Lolo, de hecho, apenas empezamos con los enemas pudo ir por primera vez a hacer pupú en el baño. Ya tenía dos años y nueve meses, y aunque usó pañales por un tiempo más, ya por lo menos sentía el pupú cuando pasaba, y esta era buena señal.

En algún momento de esos meses, no puedo recordar la fecha exacta, no sé si por incrédulos o por querer una segunda opinión, decidimos visitar a una gastroenteróloga. Le hablamos sobre el historial de Lolo en cuanto a la parte gastrointestinal, el posible diagnóstico de autismo y todo lo que habíamos venido haciendo hasta ahora. Nos dijo que era mejor que sufriera de diarrea a que estuviera estreñido, y nos mandó a hacerle exámenes regulares. No salió nada, por lo que nos dijo que de su parte no había nada que hacer. Creo que ya yo me esperaba una respuesta así, y es que muy pocos especialistas quieren relacionar el papel de la microbiota y el cerebro, por más que creo que está más que claro. Aún no estoy segura de cómo algunos especialistas no abren los ojos y entienden que todo nuestro cuerpo está relacionado, o también a veces siento que es un tema que, si les mencionas el término autismo, tienen miedo en tratar a ese paciente o decir algo que luego vaya en contra de su librito, que muchas veces mandan las grandes farmacéuticas. No sé qué es, el punto es que ese camino no me iba a ayudar a avanzar, por lo que decidí seguir mi propio camino y seguir estudiando y comunicándome con otros profesionales que estaban dispuestos a investigar conmigo.

Para explicar la parte de la conexión intestino-cerebro, me gustaría citar a una persona que en este momento de la historia no había llegado a nuestro camino, pero después se convertiría en una referencia médica familiar, pues está estudiando constantemente sobre prevención y reversión de enfermedades. Egresada de la Universidad Latina de Panamá, posee una maestría en Medicina Biológico Naturista de la Universidad de Santander, España. Ha sido entrenada en Medicina Funcional por el Institute of Functional Medicine, Clavel Clinic, USA. La Dra. Ericka Stahl es experta en Nutrición Celular y Terapia Ortomolecular.

Todos crecimos y aprendimos medicina dentro de un modelo reduccionista. Esto significa que desde la época de Descartes, en el siglo XVIII, para poder analizar y entender las cosas complejas, se separan en pequeños pedazos más simples. Este modelo nos ha llevado al conocimiento de la función de órganos, tejidos y células por separado. Muy útil para poder entender la forma del comportamiento como unidad, pero, lastimosamente, al llegar al momento de la aplicación de ese conocimiento, algo falta. Lo que sucede es que en el cuerpo humano no está separado un órgano de otro, sino que es como una sinfónica, donde la melodía no se consigue sin que todos estén trabajando juntos. A esto se le conoce como la biología de sistemas, o idealmente medicina de sistemas, un término acuñado alrededor del año 2000.

Está explicación es importante para empezar a entender por qué un médico con abordaje integral investiga a profundidad qué come un niño, con qué productos limpian en casa o cómo es la calidad de sueño, aunque nada de esto pareciese tener que ver con el motivo inicial de consulta. Para resolver la inquietud principal hay que buscar qué conjunto de cosas la generaron y cómo poder revertirlo. Imaginemos que la vida del paciente es una línea continua, que empieza en el punto A, y el punto B es cuando se inició la enfermedad, el punto C es mejoría parcial o total; yo necesito saber qué ocurrió desde el punto A al B para poder llegar al punto C. Regresando al ejemplo de la sinfónica, necesito saber qué instrumento desafinó.

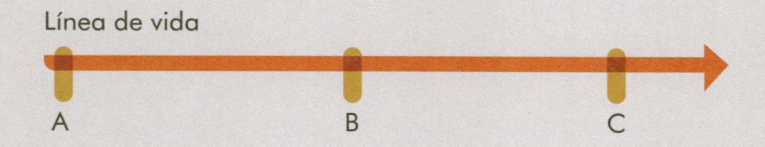

Línea de vida

A — B — C

Una de las conexiones más importantes y en las que siempre hay que buscar, porque es en la que más se desafina, es la llamada eje intestino-cerebro. Esto significa que lo que pensamos y sentimos influye en la forma como se mueve y como absorbe nutrientes nuestro intestino y viceversa. Dependiendo del estado de salud o enfermedad de nuestro intestino, manda señales inflamatorias o hace que al cerebro le falten herramientas (aminoácidos, minerales) con las cuales trabajar.

El ejemplo más sencillo es la comunicación directa cerebro-intestino; todos han tenido o conocen a alguien que, al estar estresado, le da diarrea. Lo interesante y mucho menos obvio es la conexión del intestino hacia el cerebro. Esta depende de la capacidad de digerir y absorber nutrientes, de las características de la microbiota, de si hay reacción inflamatoria a algún alimento y/o del buen estado de la pared intestinal.

Aquí va un ejemplo de esa conexión: si yo tengo un paciente que no tiene buena producción de ácido clorhídrico, no tiene una adecuada producción de enzimas pancreáticas o sales biliares, probablemente no va a absorber bien nutrientes como hierro, vitamina A, vitamina D, vitamina B12 o aminoácidos. Tomemos como un ejemplo lo que sucede si no absorbemos bien la B12, cuya deficiencia puede producir síntomas neurológicos como dolor, déficit de atención, fatiga o cambios de ánimo. Otra de sus funciones es ser ayudante importante en un proceso que se llama metilación, cuya función en el cuerpo es desintoxicar y regenerar las células, entre otras. Es común, y en especial en pacientes con TEA (trastorno del espectro autista), que genéticamente ese proceso de metilación funcione lento, y ahora sumémosle que como el estómago e intestino no funcionan bien, esta vitamina no se absorbe adecuadamente, lo que nos lleva a que ese proceso esté aún más lento. Cuando este proceso está lento se pueden presentar muchos síntomas, entre ellos fatiga, insomnio, depresión y trastorno obsesivo-compulsivo.

Ahora volvamos al problema inicial; si yo tengo un paciente que no tiene buena producción de ácido clorhídrico, no tiene una adecuada producción de enzimas pancreáticas o sales biliares, probablemente esto lo lleve a una disbiosis. Disbiosis es cuando el balance de las bacterias en el intestino que deben protegernos se pierde y ahora el cuerpo interpreta ese conjunto de bacterias como inflamatorio. A veces ocurre por otros factores, como el exceso de antibióticos, donde se mueren las especies de bacterias que nos protegen y empiezan a crecer las patógenas. La disbiosis daña la integridad de la pared del intestino, lo inflama y activa al sistema inmunológico. Se ha observado en varios estudios que la inflamación intestinal envía señales al cerebro, el cual se vuelve irritable. Ahora, como es el mismo paciente, si le sumo la deficiencia de B12 y la lentitud del proceso de metilación, tengo por tres vías diferentes el mismo resultado a nivel cerebral, manifestaciones neurológicas como insomnio, fatiga ansiedad y déficit de atención.

La cadena de sucesos relatados fueron un ejemplo de cómo todo el cuerpo está conectado y cómo generalmente estos procesos se inician en el intestino. Por esta razón, es importantísimo estudiar en todos los pacientes las reacciones individuales a alimentos y el estado de la flora bacteriana, ya que, en resumen, intestino feliz: cerebro feliz.

(Stahl. E, comunicación personal, 26 de octubre de 2020).

Quiropráctica

Entre las muchas terapias y actividades que tenía Lolo, nos recomendaron una que se llama Floortime (terapia de juego). Esta no solo apoyaría a Lolo, sino que también me iba a ayudar a mí, como madre, a aprender a jugar. Yo en verdad no sabía cómo jugar con él. Básicamente, en la terapia de Floortime, que se basaba en la relación con él, se buscaba mejorar la comunicación, bajarnos a su nivel de desarrollo, interesarnos por lo que él hacía y desde allí intentar que se comunicara con nosotros. La terapeuta de Lolo trabajaba en un centro integral quiropráctico. Me causó mucha curiosidad y empecé a leer sobre la quiropráctica. Hasta ese momento, para mí, esta se utilizaba para tratar a pacientes que habían tenido accidentes e iban a revisarse y traquear el cuello. Sin embargo, me encontré con un mundo fascinante. Saqué una cita con la quiropráctica y desde ese momento aprendí muchas cosas más sobre la salud y la función del cuerpo; era como un mundo paralelo a lo que sabía sobre la salud y cómo trabaja nuestro cuerpo.

De acuerdo con el *Diccionario de la Lengua Española*, la quiropráctica se refiere a una clase de tratamiento médico orientado a dolores de los músculos o de los huesos a través de masajes en la región afectada. Las personas que ejercen esta profesión son doctores en quiropráctica, una carrera que está estructurada muy similar a la medicina. Pero la definición no hace honor a todo lo que puede hacer en nuestra vida y nuestra salud. Te estarás preguntando, ¿qué tiene que ver un quiropráctico con el autismo? Dejemos a un lado el autismo por un momento para que puedas entender por qué quedé fascinada con el trabajo de la doctora en quiropráctica.

La función del quiropráctico es optimizar el funcionamiento del cuerpo para que este pueda sanar solo. Trabaja en esa optimización desde la columna vertebral, que es parte esencial de nuestro cuerpo, más allá de permitirnos estar de pie. Me encanta encontrar los significados en diccionarios para muchas palabras porque incluso nos dan señales para entender mejor algunas cosas. Según el *Diccionario de la Lengua Española*, "la columna vertebral es el eje del neuroesqueleto de los animales. Ese neuroesqueleto protege nuestro sistema nervioso central -conformado por el cerebro y la médula espinal-, el centro de procesamiento principal para todo nuestro sistema nervioso y controla todas las funciones del cuerpo".

Entonces, tal como lo dice un blog que habla sobre *Autismo. ¿Por qué hay tantos casos hoy en día:* "Los quiroprácticos no son los médicos de la espalda ni los médicos de la columna vertebral; somos los médicos del sistema nervioso. Los ajustes vertebrales ayudan al sistema nervioso, permitiendo nuevas conexiones, y así crear un nuevo patrón".

El tratamiento quiropráctico con la Dra. Lilia Orillac se volvió parte esencial de nuestras vidas y también nos ayudó a disminuir el fluido de los mocos en los oídos de Lolo. La doctora trabajaba en la parte superior del cuello; esa primera vértebra tiende a deslizarse un poco, lo que causó una obstrucción y generó presión sobre el oído interno. Con ella buscábamos que Lolo estuviera "ajustado", es decir, que no hubiesen subluxaciones y que sí hubiera una comunicación fluida entre el cerebro y el cuerpo. Meses después, cuando nació Billy, una de las primeras cosas que hicimos cuando salimos del hospital fue llevar a que lo ajustaran. Hoy Billy tiene cuatro años y nunca ha tenido una infección de oído. Según el Departamento de Salud y Servicios Humanos de Estados Unidos, cinco de cada seis niños tienen por lo menos una infección de oídos antes de los tres años. Como les conté anteriormente, Lolo tuvo problemas de infección de oído severos, igual que muchos otros niños que conozco que tienen autismo. No quiero decir que las infecciones de oído son la razón por la cual nuestros hijos sufren de autismo, pero el oído juega un papel fundamental en su desarrollo neurológico. Dentro de las terapias más usuales para los niños con autismo está la terapia de integración sensorial. Uno de los primeros sistemas sensoriales en desarrollarse es nuestro sistema vestibular, que tiene los receptores situados en el oído interno. Ahora, imagínense, Lolo tuvo una infección del oído sin tratamiento porque nos dimos cuenta al año y cinco meses. Su oído estaba completamente tapado. ¿Cuánto tiempo estuvo tapado, sin poder desarrollar su sistema vestibular? ¿Cuántos niños hay con problemas sensoriales? ¿No será mejor opción, en vez de esperar a que les dé una infección del oído, hacer visitas recurrentes al quiropráctico para mantener el conducto auditivo sin obstrucción?

Como dije anteriormente, ese mundo me pareció fascinante y empecé a investigar todo sobre los tratamientos de quiropráctica, lo que me llevó a querer entender la función del cuerpo, y por alguna razón terminé leyendo sobre la terapia craneosacral. Recuerdo que llegué a una página del Instituto Upledger, que dice que la terapia consiste en aplicar una leve presión con las manos, que activa el funcionamiento de los procesos naturales de curación del cuerpo. A mi siguiente cita con la quiropráctica llegue emocionada y le pregunté si ella sabía de esa terapia. Me dijo que la conocía, aunque ella no estaba certificada, pero que el director del Instituto Upledger de España venía a Panamá por lo menos una vez al año a atender. Me tocaba esperar pacientemente.

Terapia respiratoria

Alrededor de esos meses que empezamos a tratar a Lolo con quiropráctica, también conocimos a alguien que nos ayudó mucho en nuestro proceso. Los oídos se habían vuelto una tortura para nosotros, pues a cada rato Lolo botaba mocos y pus por allí, y si bien es cierto que era normal por los tubitos, eso me indicaba que seguía produciendo muchos mocos. En el preescolar en el que estaba Lolo en ese momento, nos invitaron a un taller sobre prevención de mocos. Lo organizaban todos los años, por lo común que es que los niños que comienzan clases se enfermen. Fui sin expectativas, porque la verdad jamás me imaginé lo interesante que iba a ser; es más, creo que fui solamente para estar presente y participar en los eventos de la escuelita. Diana Agudelo, la terapeuta respiratoria que dictó el taller, se volvió una buena amiga y clave en nuestro camino. Estaba justo por mudarse a Colombia y le rogué que por favor nos atendiera. Le conté sobre el historial de Lolo y no dudó en hacernos el tratamiento. Al final, terminamos todos sacándonos los mocos. Nos explicó la importancia del deshumidificador para el clima de Panamá y de tener un purificador de aire en nuestros hogares. Con Diana aprendimos también que la mayoría de las veces les damos medicamentos contra el resfriado a los niños cuando realmente no están resfriados; que cuando tenemos congestión nasal muchas veces esta es producida por una reacción alérgica, y las complicaciones que pueda ocasionar se pueden prevenir con lavados nasales y succionando el exceso de mucosidad. Los mocos de Lolo siguieron, pero vimos un cambio grande porque ya no botaba tanto moco por los oídos y mucho menos pus. Ni las sesiones de quiropráctica, ni las sesiones con Diana, la terapeuta respiratoria, eran necesariamente para ver grandes cambios en los síntomas autísticos, pero para mí se volvieron importantes para darle al cuerpo todas las herramientas para que su función fuera óptima.

Tratamiento con células madre mesenquimales

El 27 de mayo nació Billy. Pasaron rápido los meses y nos tocaba regresar a las terapias en Estados Unidos. A diferencia de cuando di a luz a Lolo, con Billy busqué apoyo en mi empresa para estar un poco más enfocada en mis hijos, darle suficiente tiempo a Lolo y poder estar presente para el más chiquitín. Mi vida igual era movida con las terapias y también iba a la oficina, ya que tenía que preparar mi partida hacia Estados Unidos. Pero mis prioridades habían cambiado, porque ahora entendía la importancia de estar presente para mi recién nacido. Entre mis investigaciones nocturnas me encontré con el tratamiento de células madre que hacían en Panamá. Fer, una mamá que tenía a su hijo en el centro de terapias de Estados Unidos, me había contado que había venido a Panamá a hacerle el tratamiento. Pensé que quizás era una buena idea intentarlo. Me uní a un grupo de Facebook que solo hablaba sobre esa terapia y nos animamos. Justo para ese tiempo se estaba haciendo un estudio de las células madre en la Universidad de Duke y se veía prometedor. En la clínica hacían el tratamiento de células madre mesenquimales del cordón umbilical humano. Se dice que estas células tienen propiedades inmunomoduladoras y antiinflamatorias, y aunque siendo muy honesta no vi absolutamente ningún cambio en los síntomas autísticos de Lolo, yo entendía que dentro de su cuerpo había mucho que arreglar y estábamos probando diferentes terapias.

Algunas que nos iban a funcionar y otras que probablemente no, o simplemente no íbamos a ver los cambios tan fácilmente. Esta terapia me ayudó porque más adelante en el camino haríamos otro tipo de terapia celular y ya estaba familiarizada con el tema, y además, para llevar a cabo la terapia teníamos que hacer un examen de metales pesados. Los metales pesados era un tema recurrente que leía en los grupos de Facebook y, para mi sorpresa, en ese examen no se reflejaron valores alterados en los niveles de metales pesados de Lolo (no sé cómo, porque más adelante sí salió en otros exámenes que le hicimos). Esto me ayudó a investigar otros factores relacionados con el autismo y a estudiarlos.

Llegó el 15 de agosto, día que comenzábamos las terapias. Nuestro plan era ir por siete semanas, pero como muchas otras cosas en nuestras vidas, los planes fueron cambiando en el camino. Esta vez era una persona diferente, tenía mucho conocimiento y sabía que además del tiempo de terapia, iba con la idea de buscar algunos tratamientos alternativos para seguir trabajando en su salud integral. Antes de irnos de Panamá, me puse en contacto con una persona que representa a una universidad de quiropráctica. En mi empresa yo recluto a alumnos para diferentes universidades, y aunque ese negocio ya lo tenía desde hacía varios años, era la primera vez que me contactaba una universidad de quiropráctica. Lindas casualidades de la vida. Le pregunté a Lina, la encargada de reclutamiento para esa universidad, si conocía a algún quiropráctico cerca de Ft. Lauderdale que me pudiera recomendar, y me dijo que tenía a una buena amiga en Pompano Beach, la Dra. Paula Rossi Hedglon, a quien fuimos a visitar ese 15 de agosto después de nuestro primer día de vuelta a la terapia.

NAET

Antes de preguntarle a Lina sobre la referencia del quiropráctico en Estados Unidos, estuve buscando por mi cuenta y envié un *e-mail* a una clínica para pedir cita. Cuando me respondieron, me preguntaron si quería cita con el quiropráctico o con el doctor que hacía terapias de NAET (Técnica de Eliminación de Alergias de Nambudripad). Yo no tenía idea de qué era NAET, pero apenas recibí ese *e-mail* me puse a investigar y descubrí que las Técnicas de Eliminación de Alergias de Nambudripad, también conocidas como NAET, buscan una solución natural para las alergias de todo tipo e intensidad, usando distintas terapias como la acupuntura, alopatía, quiropráctica, disciplinas nutricionales y kinesiológicas.

Entré a la página oficial de NAET para evaluar cuál sería la mejor opción que nos quedara cerca. Dentro de la página encontré un listado de todos los centros que brindan el tratamiento, la dirección, los diferentes entrenamientos y niveles que tenían los profesionales y a cuántos simposios habían asistido. La Dra. Leslie Fergang tenía su clínica en Weston, Florida, y no solo tenía muchos entrenamientos, sino que también era instructora certificada. Esta fue otra de las clínicas que visitamos en esa primera semana en Estados Unidos. Hicimos citas tres veces a la semana y hacíamos el tratamiento dos veces al día. Le hicimos el tratamiento básico de las alergias y sensibilidades más comunes, luego seguimos con las vacunas y después fuimos tratando lo que se iba reflejando en las pruebas. Este tratamiento se lo hice a Billy, e incluso nos lo hicimos Pepe y yo. Yo les digo a amigos: si tienes la oportunidad de hacerlo, ¡inténtalo! Vale la pena darle un empujón al cuerpo para que pueda lidiar con las cosas que generalmente nos hacen daño. Y si bien es cierto que luego de este tratamiento tampoco le iba a empezar a dar gluten a Lolo, ya sabía que, si por alguna razón lo consumía, su cuerpo no estaría tan débil.

GcMAF

Cuandov visitamos el centro de terapia, una amiga me dijo que había conocido a un doctor que trabajaba con un tratamiento de GcMAF. Como otros, este llegó a mí porque tenía que pasar. Muchos me preguntan cómo he hecho para investigar tanto y llegar conocer tratamientos, pero creo que si uno está abierto a escuchar a otros, eso llega. De hecho, mi amiga me contó que estaba en la práctica de fútbol de uno de sus hijos y que allí estaba otra mamá y comenzaron a hablar; era la esposa de un doctor que estaba empezando a hacer estudios específicos sobre autismo. Cuando uno menos se lo espera, la vida te regala información. Qué diferente hubiera sido esta historia si mi amiga escondiera el autismo de su hijo. Ella nos introdujo por medio de un *e-mail* y allí mismo le escribí al doctor. Me acuerdo que fue el 19 de septiembre, porque era justo el día antes del cumpleaños número 3 de Lolo. En el *e-mail* le expliqué al doctor que estábamos por regresar a Panamá el 30 de septiembre, y nos dio un cupo para ese mismo sábado. En la cita nos hizo muchas preguntas y nos explicó sobre el tratamiento que él estaba usando. El GcMAF no era para todo el mundo, pues se tenía que cumplir con un perfil para que tuviera sentido intentarlo. Para empezar el tratamiento teníamos que hacer la prueba de medición de nagalase y de vitamina D.

Podría intentar explicar esto con mis propias palabras, pero prefiero citar al Dr. John Arango, médico naturópata certificado como especialista en autismo por el IBCCES Board. Es investigador clínico y director de la Clínica Reverdecer en Estados Unidos; también está certificado como practicante de medicina alternativa por la Asociación Americana de Medicina Alternativa. La Clínica Reverdecer es una organización de salud funcional que atiende a personas con problemas de desarrollo, digestivo, neuroquímico, hormonal, inmune y genéticos. Me ha pasado en varias ocasiones que cuando hablo acerca de médicos naturópatas y osteópatas, los médicos tradicionales no están de acuerdo con lo que dicen. No estoy aquí para convencer a nadie sobre quién tiene la verdad o no, pero sí debo decir que hay ciencias detrás de lo que estos médicos estudian e investigan. Como siempre, mi invitación es a que ustedes mismos lean y se informen de lo que muestran esas investigaciones.

El Dr. Arango fue otra persona clave en nuestro camino; nos enseñó muchas cosas sobre la salud integral y los procesos bioquímicos en el cuerpo. Por eso le pedí que me apoyara escribiendo esta sección, para explicar qué es GcMAF y las ciencias detrás del tratamiento.

ENTREVISTA CON EL DR. JOHN ARANGO

¿Qué es GcMAF?

Es una proteína activadora de macrófagos que afecta nuestra capacidad de fagocitar o consumir, digerir y eliminar células malignas y viralmente infectadas. Es producida por la modificación de la proteína unida a la vitamina D, también conocida como globulina GC.

¿Qué es nagalase?

Es una célula producida por células cancerosas y aquellas afectadas por ciertos tipos de virus, que bloquea la conversión de la proteína unida a la vitamina D a GcMaf (el factor activador de macrófagos), lo cual induce una fuerte alteración inmunológica que resulta en un cuadro inflamatorio crónico. En cuanto al trastorno del espectro autista, esta inflamación se manifiesta principalmente en el cerebro y órganos del aparato digestivo. Por medio de un examen de sangre podemos detectar niveles altamente elevados, lo cual es sugestivo a una alta carga viral, al igual que un alto nivel de inflamación que se relaciona con los síntomas que caracterizan el autismo.

¿Qué papel juega la vitamina D en el sistema inmunológico?

Las células de nuestro sistema inmunológico se conocen como glóbulos blancos, y entre ellos están los linfocitos B y T; estos son activados por la interacción de la vitamina D para combatir infecciones. Existe una alta probabilidad de encontrar niveles bajos de vitamina D, infecciones virales e inflamación en el cerebro de pacientes con autismo.

¿Qué te inspiró a especializarte en autismo?

Desde 2006 hasta principios de 2016 me dedicaba principalmente a trabajar con pacientes de cáncer, y mientras investigaba un tratamiento en el área de la inmunoterapia, me encontré con unos estudios que demostraban que una intervención que servía para tratar el cáncer también se había utilizado recientemente con gran éxito en la recuperación de 1,200 niños con autismo. Fue en ese momento cuando comencé a entender cómo un virus puede llegar al cerebro y causar las alteraciones que caracterizan esta enfermedad, y decidí enfocarme en ayudar a estas personas y a sus familias.

Para ti ¿qué es el autismo?

El autismo es un daño cerebral causado por una infección viral adquirida inoportunamente a una temprana edad, probablemente por medio de una o más vacunas que causan alteración neuroquímica, hormonal, inmunológica, digestiva, sensorial y genética.

¿Qué otros factores crees que es importante evaluar al momento de encontrarte con un diagnóstico de autismo?

A mis pacientes yo les hago estudios para identificar la presencia de los virus que comúnmente están presentes en el cerebro de los niños con autismo. También hago exámenes para detectar variantes en la codificación genética; mido los niveles de todos los neuroquímicos y hormonas; hago un cultivo fecal para estudiar el microbioma intestinal; realizo pruebas de metales pesados, como el aluminio y el mercurio; analizo el metabolismo del glutatión y otros marcadores de detoxificación, y estudio las alteraciones del sistema inmunológico.

¿Nos puedes decir dónde se puede encontrar información sobre el efecto de la nagalase en el cuerpo... para aquellos médicos que nos leen?

Los profesionales de la salud interesados en saber más sobre la nagalase pueden ir a PubMed, una base de datos gratuita, creada y mantenida por la Biblioteca Nacional de Medicina de Estados Unidos.

¿Qué le recomiendas a una familia que no tiene los recursos para hacer tratamiento de GcMAF?

Mi recomendación sería hacerle todos los exámenes al paciente para tener una base objetiva de comparación a futuro, y mantener sus niveles de vitamina D entre 70 y 80; evitar el azúcar, las harinas, el gluten, los lácteos, el consumo excesivo de carbohidratos, y usar, si fuera necesario, un antiviral de alto espectro, glutatión, y un quelante oral bajo supervisión médica.

(Arango. J, comunicación personal, 7 de diciembre de 2020).

Lolo cumplió tres años un martes, otro cumpleaños que celebramos fuera de Panamá. Ese día, Mónica, otra amiga que habíamos conocido en el centro de terapia, llevó el dulce para cantarle. El plan era que a finales de septiembre regresáramos a Panamá. La verdad yo no me quería ir, estaba feliz con la quiropráctica, los tratamientos de NAET y ahora con este doctor que habíamos conocido. Al final de esa semana hablamos con la encargada de servicio al cliente y le comentamos que queríamos quedarnos por más tiempo. Nos ofrecieron un programa extendido de nueve semanas. Con el programa extendido, Lolo ya no solo haría sus terapias individuales, sino que también estaría con el grupo de niños que estaban en ese programa, por lo que se trabajaría también la parte social y se simularía actividad de escuela para irlo preparando. Cuando se terminaron esas nueve semanas decidimos continuar hasta diciembre con el mismo formato de programa extendido.

Llegando diciembre, nos tocaba decidir si nos quedábamos por más tiempo. El centro se había vuelto nuestra zona de confort, pero yo sentía que ya no estaba viendo tantos cambios. Lo conversé con mi esposo y decidimos regresar a Panamá para tomar un aire y ver cómo nos iba "en la vida real". Empezaríamos a buscar una escuela y seguiríamos nuestro camino de tratamiento integral del cuerpo. Más allá de todos los tratamientos que habíamos hecho en esos meses, nos quedábamos con las personas increíbles con quienes convivimos en el salón de padres, los viajes a Disney, la visita a Atlanta y Washington. Sí que metimos kilómetros en ese carro, ¡y cuántos recuerdos a nuestra vida!

Ya en Panamá, me tomé un mes para organizar un poco el equipo de trabajo de Lolo y de Billy, quien también había hecho terapia en Estados Unidos durante los últimos tres meses para prevenir cualquier tema de su desarrollo neurológico.

MeRT

En enero de 2017 le hicimos un tratamiento a Lolo de MeRT, una terapia que utiliza pulsos electromagnéticos para reentrenar la actividad cerebral. Miriam, la dueña del centro donde hacían el tratamiento, el Brain Treatment Center (BTC), llevaba a su hija también al centro de terapia en Estados Unidos. Meses atrás me habían hablado sobre esa terapia, pero no me había atrevido a hacerla. Hablé con Miriam y sentí que podía intentarlo y que todo estaría bien. El tratamiento dura un mes; primero había que ir a una semana de prueba, donde se comenzaba y terminaba con un electroencefalograma (EEG) para ver el protocolo del tratamiento y determinar si realmente le iba a funcionar; luego se arreglaba el horario del mes completo. El EEG mostraba que el cerebro de Lolo tenía las ondas desordenadas y por eso le costaba ejecutar muchas funciones básicas, incluyendo la parte de hablar y controlar el movimiento de su cuerpo: quedarse quieto.

Según el EEG, sí hubo cambios y continuamos el tratamiento. No recuerdo ahora mismo, exactamente, qué fue lo que vimos, pero quedamos en ese momento satisfechos. Terminamos justo para la semana libre de carnavales y me había propuesto que después de esa semana trabajaría en el horario de Lolo. Entre febrero y julio no intentamos ningún otro tratamiento novedoso, y lo llevé a algún maternal para que estuviera con otros niños y quizás a una que otra terapia, pero no fueron tan impactantes porque no las recuerdo con exactitud.

Mientras arreglábamos nuestros horarios después de estar cuatro meses y medio fuera de Panamá, decidimos que era mejor que Lolo hiciera algunas terapias en casa. Así fue. Nos dedicamos a una serie de actividades para él mientras encontrábamos una escuelita que lo aceptara. Además, los chicos tenían clases de natación, iban al parque cerca de la casa y los sábados a un taller de música.

Todo iba bien, Lolo avanzando y Billy creciendo. En febrero de 2017 empecé a buscar opciones de escuelita; sabía que esto iba a tomarnos un tiempo, y ya saben cómo va esta historia. El 11 de abril la nana me mandó una foto. Lolo estaba jugando con un perrito en el parque. De verdad que esa semana yo sentía que mi pesadilla se estaba acabando, Lolo estaba súper conectado, mirando a los ojos, tratando de comunicarse y emocionalmente tranquilo. Justo el día después, mientras trabajaba, recibí muchas llamadas. Yo estaba en una reunión y las ignoraba. Después de por lo menos 10 llamadas decidí interrumpir la reunión, porque en mi mente era la nana para decirme algo bueno que había hecho Lolo; sin embargo, me dijeron: "Lolo tuvo un accidente; estamos esperando a la ambulancia". Llamé a Pepe y no me respondía porque estaba en un lugar sin señal. Llamé a la casa para que alguien me dijera qué era lo que había pasado. Llamé a mi hermano para ver si estaba en casa; él es mi vecino y le pregunté si estaba cerca para que fuera a ver qué estaba pasando. Lo único que me dijo fue: "vete al hospital, allá nos vemos". Yo me imaginaba lo peor, si se abrió la cabeza o se rompió una pierna. Unas semanas antes, Lolo se había caído del columpio y tuvimos que ir a ponerle yeso. ¿Qué pudo haber pasado ahora? Cuando llegué al hospital todavía Lolo no había llegado; mi hermano me dijo que el accidente había sido grande y que probablemente iba a necesitar cirugía, y Pepe, a quien le habían enviado foto, también insistió en contactar a algún cirujano plástico para que cuando llegara Lolo lo pudieran atender. Cuando llegó mi hijo me dio mucha impresión, no sabía si esconderme para no ponerlo nervioso o acompañarlo porque iba a necesitar a su mamá. Decidí que era mejor recibirlo. Se había hecho una brecha en el labio, tan grande, que el doctor no sabía si se iba a poder recuperar parte del labio; eso lo tendría que ver dentro del cuarto de cirugía. Cuando estábamos buscando cirujano plástico, llamé a mi amiga Patricia, que es doctora, para pedirle referencias. Ella estaba haciendo visitas médicas en el hospital donde habían llevado a Lolo y fue a vernos; me ayudó a sujetarlo para que pudieran hacerle un punto para agarrarle el labio y que no se lo siguiera halando. Lolo para ese momento no sentía mucho dolor, no sabemos cuánto lo sintió, pero estaba tranquilo, esperando a que pasara un tiempo ya que, como había acabado de comer, no podían meterlo al cuarto de cirugía. Yo estaba muy triste por lo que había pasado, pero aunque fue un accidente terrible, el camino que había recorrido con él me dio paz para entender que este momento difícil también pasaría. La semana siguiente tuvo que entrar nuevamente a cirugía porque se le había abierto la herida. Tuvieron que cortarle 25% del labio superior para poder reconstruirlo. Dentro de todo este mal momento, lo bueno fue que el músculo se pudo reconstruir sin problemas, que era uno de los temores que teníamos por el trabajo de terapia de lenguaje que tendríamos que hacer después de la operación. ¿Por qué cuento esta historia aquí, en un capítulo donde hablo de los tratamientos? Pues, ya te he contado sobre mi proceso de sanar el intestino, y de acuerdo con los exámenes que habíamos hecho con el Dr. Arango y otros doctores, sabíamos que los procesos de desintoxicación de Lolo no estaban óptimos. Debíamos limpiar el cuerpo. En la operación le pusieron anestesia general y le mandaron antibióticos y un montón de otros medicamentos. Parecía que retrocedíamos, y sin embargo, ya yo sabía cómo hacer esto, no era una tragedia, mi hijo dentro de todo estaba bien. No, la vida no estaba en mi contra, esto era solo una lección más y otra situación que me dejaba claro que había días buenos y otros, pues, no tan buenos.

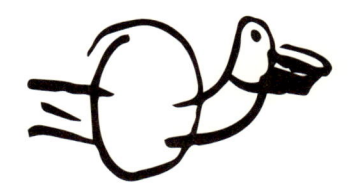

Lolo se fue recuperando poco a poco, no podía hacer natación, pero seguimos con todas las terapias en casa. Ahora, se me olvidó contarles algo, ese *e-mail* que decía que Lolo no había sido admitido en la escuela lo recibí justo la mañana que íbamos a la segunda operación. Lolo no tenía escuela y tendríamos que seguir buscando. Pasaron los meses mientras planificábamos cuál sería el siguiente paso. Para este momento, Lolo tomaba los suplementos que le había recetado el Dr. Arango junto al tratamiento de GcMAF, pero sentíamos que necesitábamos algo más para poder ver más avances.

En julio nos hablaron sobre una licenciada que se llama Ana Elisa Villalaz, fundadora de Logros Centro Terapéutico Integral. Ya leyeron mi entrevista con ella en el capítulo 2. Fuimos a una cita y empezamos a hacer terapia ocupacional, fonoaudiología y de conducta. También para esa fecha hicimos otra ronda de MeRT en Brain Treatment Center Panamá. Seguíamos viendo los avances de Lolo, pero yo no dejaba de buscar otras terapias integrales para su cuerpo.

Terapia craneosacral

En agosto me confirmaron que venía a Panamá José Luis Pérez Batlle, especialista en técnicas manuales y osteopatía. Estuvo a cargo del Instituto Upledger España y es miembro fundador y profesor de la Escuela Universitaria de Osteopatía de Murcia y del Instituto Pérez Batlle Internacional. Este era el médico que hacía el tratamiento craneosacral de que me había hablado la Dra. Lilia Orillac, la quiropráctica, y que hacía tiempo yo estaba esperando. Fuimos a varias sesiones, aprovechando el tiempo que él estaría en Panamá.

En la página web del Perez Batlle Institute (https://institutoperezbatlle.com), aparece que el doctor José Luis Pérez Batlle creó el enfoque meníngeo, una metodología que nace del estudio y la investigación hecha por él en el campo de la osteopatía, la terapia craneosacral Upledger, liberación somatoemocional y su experiencia en terapias manuales. Según los estudios de José Luis, los seres humanos somos el mamífero que tiene mayor dificultad para nacer. Ningún otro se ve obligado a nacer tan inmaduro, ni a pasar por un estrecho y sinuoso canal que le obliga a deformar su cráneo y su columna de una manera tan profunda. A diferencia de los cuadrúpedos que pasan su gestación apoyados sobre una hamaca natural, nosotros nos vemos obligados durante los últimos meses de embarazo a colocarnos generalmente boca abajo, apoyando la cabeza en la pelvis firme de nuestra madre, y esto tendrá consecuencias tensionales sobre la estructura y emociones del bebé.

Pepe y yo también hicimos esta terapia y fue una experiencia increíble. Esta tensión craneal primaria es denominada por José Luis "tirón primario" *(primary pull)*. "Cada parto es distinto y, por lo tanto, todos van a imprimir un patrón de estímulo o tensión específico en cada caso en las membranas meníngeas, el cráneo y la columna del bebé".

Un mentor inesperado

Al inicio de ese año, en febrero de 2017, empecé a atenderme con la Dra. Ericka Stahl, ya que yo sentía que mi cuerpo no estaba en óptimas condiciones. Claro, ¿cómo iba a estarlo? Y es que ojalá la salud se consiguiera con comer sano. Mi cuerpo estaba en un estado de *fight or flight* desde hacía mucho tiempo; vivía agotada, pero seguía andando. Mis citas con ella eran interesantes, porque además de ver mis problemas hablábamos de Lolo. En una de ellas me dijo que había un doctor con el que de seguro me interesaría hablar, el Dr. Ricardo Velásquez.

Llamé al Dr. Velásquez, un prestigioso oftalmólogo, que también es especialista en medicina biológica, y me dijo que pasara temprano a la clínica pública donde atendía y que después de sus citas nos sentaríamos a conversar. Resulta que el doctor y su esposa habían sido muy amigos de mi abuela; yo los conocí cuando era pequeña y me alegré mucho de verlo. El día que llegué a la clínica me dijo: "a la población hay que educarla, no solo darle medicamento". Ese día fui sin expectativas; Ericka me había dicho que era una persona brillante, de la que podía aprender muchísimo, pero no sabía a lo que iba. Me dijo "siéntate aquí" y así lo hice. De repente entraron como 20 pacientes a los que tenía que atender aquella mañana, se acomodaron alrededor del doctor, algunos sentados, otros se quedaron de pie, y antes de hablar me dijo: "esto se los digo a absolutamente todos los pacientes que vienen a atenderse conmigo". Sacó una bola de plasma, esas esferas de las que de dentro fluye electricidad y cuando las tocas en un punto toda la energía se concentra en tu dedo. Y empieza preguntando a todos "¿ven esto? Esto es energía, nuestro cuerpo es energía. Y sé que ustedes están todos aquí hoy porque vienen a buscar medicina, porque muchos se están quedando ciegos, pero hoy les digo, si tienen odio, si están enojados con sus hermanos, si viven peleados con alguien, la energía de su cuerpo está concentrada en esas emociones negativas. No importa qué medicamento yo les dé, no se van a curar. Para los que se están quedando ciegos por culpa de la diabetes, coman saludable, nutran su cuerpo, la medicina no hace magia". Yo estaba en *shock*, ya había pasado por tantos médicos y jamás se me había ocurrido que un oftalmólogo le estaría hablando así a sus pacientes, mucho menos en una clínica pública. El Dr. Velásquez esa mañana atendió a todos sus pacientes y hablábamos de ratito en ratito. Me dijo que así eran todos sus días cuando atendía allí, que con gusto podíamos seguir la conversación otro día en su clínica privada y que llevara a Lolo. Ese mismo día acordamos una cita.

Fuimos a su clínica dos veces, y cada vez nos habríamos quedado conversando por lo menos tres horas. Qué fascinante hablar con él; aprendí sobre tratamientos de ozono, agua del mar y tratamientos de luz. ¡Qué increíble fue aquella experiencia de sentarme con una persona que había sido parte de tantos congresos médicos, no solo como participante, sino también como ponente! Cuando le comenté sobre los tratamientos que estábamos haciendo, incluyendo el de GcMAF, me habló de algunos amigos y me dio el contacto de uno en particular, Eugene Bennet. Él es el fundador de Advanced Light Devices, que junto con un equipo de profesionales médicos y desarrolladores de producto, crea prototipos para avanzar en su visión de usar el poder de la luz para curar. Una de las máquinas que tenía, que genera una cantidad alta de energía fotónica y se utiliza para diferentes tratamientos, incrementa el GcMAF que sirve para destruir virus y patógenos, y también asiste al cuerpo para defenderse de enfermedades infecciosas emergentes. Le pedí la máquina y en poco tiempo estaba en mi casa. ¡El Dr. Velásquez me había enseñado un lado de la medicina que no había descubierto! Qué afortunada fui de sentarme a hablar con él. Ya tenía otras investigaciones para seguir haciendo.

Trasplante fecal en Panamá

En mi mente aún tenía pendiente la idea de hacer el trasplante fecal del cual había hablado con una doctora que habíamos visto el año anterior. Teníamos en común a Ana Elisa Villalaz, en Logros, y le pedí a Ana Elisa que me ayudara a que la doctora nos atendiera. Le escribí, le conté del accidente que había tenido Lolo y le dije que estaba atendiéndolo con Ana Elisa. A su cita no solo llevé a Lolo, sino también a Billy, para que le hiciera todos los exámenes y asegurarnos de que su cuerpo estuviera bien. Conversamos sobre el trasplante fecal y accedió a hacerlo. Solo pudimos ir a tres sesiones de trasplante fecal que estuvieron espaciadas por períodos de semanas. Como otros tratamientos que han sido para tratar la salud integral, no puedo decir con seguridad qué efecto causó en Lolo, pero yo creía en el tratamiento y sabía que a Lolo le convenía tener bacterias buenas, y es que, ¿a quién no le conviene?

Continuamos con las diferentes terapias y tratamientos que veníamos haciendo desde ya algunos meses y tuvimos nuestra cita de seguimiento con Ana Elisa. Le conté que le había hecho el trasplante fecal a Lolo, pero que yo sentía que necesitaba más. En ese momento, la doctora no tenía ningún niño "sano" para que fuera donante, y alrededor de mí no había ningún niño que calificara como saludable y que además siguiera la dieta que requeríamos para que fuera donante para Lolo. Es más, recuerdo que cuando me senté a hacer la lista de los niños cercanos a mí, todos tenían algún tema de salud. Ana Elisa me habló sobre los avances de Lolo y también me dijo que en el habla no estaba avanzando al ritmo que ella esperaba; me comentó que quizás le convendría hacer terapia de ozono y que sería importante revisar los metales por si necesitaba hacerse una quelación o sacar los metales pesados. Me dio el número de una mamá que había llevado a su hijo con el Dr. Andrew Levinson en Miami. Al niño, que también tenía autismo, le costaba muchísimo avanzar en el habla y cuando fue con el Dr. Levinson vieron muchos avances. No dudé en contactar al doctor ese mismo día. Pregunté sobre las consultas y allí, en esa sala de espera, como con tantos otros tratamientos, coordiné mi siguiente parada a la que nos iríamos en noviembre: ¡la clínica Vitality Wellness en Miami Beach!

Lolo y Billy seguían con los terapeutas que iban a casa. En octubre tuve una idea: abrir un centro integral donde se pudiera ofrecer terapia teniendo como principal enfoque la terapia física. Es decir, que incluso la terapia de lenguaje se hiciera en un gimnasio. Y es que a través de movimientos específicos se logra estimular al cerebro y crear conexiones neuronales. Contacté a los terapeutas con la ilusión de crear un centro donde pudiéramos desarrollar una metodología integrando ideas que también yo había vivido afuera. Le comenté a Caty sobre el proyecto y se sumaron otros dos socios. La parte de la nutrición, que considero que debe ir siempre integrada a cualquier terapia de rehabilitación neurológica, sería llevada por mi amiga Caty, a quien conocí por referencia de una amiga en común, y habíamos estado compartiendo experiencias por unos meses. Caty es panameña, aunque en el momento en el que empezamos a hablar vivía en Texas. Es nutricionista, especializada en bionutrición, también tiene un niño con autismo y, como yo, había recorrido varios especialistas en búsqueda de una mejor calidad de vida para su hijo, Camilo. En poco tiempo planificamos todo, la lista de las cosas que teníamos que comprar y estábamos listos para hacer las adecuaciones del local, que estaba en obra gris. Queríamos trabajar rápido para abrir en enero, y aprovecharíamos mi viaje a Estados Unidos para terminar de comprar las cosas pequeñas que podía traer en la maleta. Y tal como lo planeamos, pudimos inaugurar nuestro centro de terapia, Neurogym, en enero de 2018.

Quelación, cámara hiperbárica y terapia de ozono

El domingo 5 de noviembre de 2017 llegamos a Miami Beach. Decidimos que Pepe, los niños y yo, haríamos un viaje familiar; sí, otra aventura. El lunes teníamos cita con el doctor y los niños tenían su evaluación ese mismo día. Llegamos a la clínica minutos antes y nos hicieron pasar a una sala de espera donde había juguetes y los niños se sentían en un cuarto de juegos. El doctor Levinson entró con un perro, un *labradoodle* hermoso. "¿Con quién empezamos?", preguntó. Yo respondí que con el caso fácil. Conversamos sobre Billy, su historial médico, y nos explicó los exámenes que le estaríamos haciendo. Luego seguimos con Lolo y fue el mismo procedimiento. Nosotros habíamos planificado estar solo por una semana; teníamos nuestros boletos de regreso para el domingo porque, supuestamente, el viernes terminaríamos con el doctor y llevaríamos a los niños a Disney. En ese instante, con una mirada, Pepe y yo cambiamos los planes y nos quedamos más tiempo para poder hacer el tratamiento en la clínica.

¿Dónde íbamos a conseguir una cámara hiperbárica y quién nos haría el tratamiento de ozono en Panamá? Ese mismo día procedieron a sacar la sangre de ambos niños y nos dieron todo para recoger las muestras de orina y de pupú. Además, para ambos nos dieron un medicamento de quelación para que se lo tomaran antes de mandar las pruebas al laboratorio y evaluar cómo íbamos a proceder con la quelación. Para tener el tratamiento completo, el doctor necesitaba que los laboratorios regresaran, pero mientras eso pasaba, nos dijo que podíamos empezar con el tratamiento de Lolo en la cámara hiperbárica y el ozono. Él consideraba que eso le haría bien sin importar los resultados de los laboratorios, y por su historial, no teníamos tiempo que perder, no sabíamos cuánto tiempo nos íbamos a poder quedar.

Sí, allí estaba yo, haciéndole esos tratamientos a Lolo. Yo, que había criticado aquella vez el tratamiento de la cámara hiperbárica porque pensé "pobre niño" cuando Pepe me habló sobre su amigo que estaba pensando hacerle ese tratamiento a su hijo. Esa semana, mientras llegaban los primeros resultados de laboratorio, fuimos todos los días a la cámara hiperbárica. Esta cámara es un tubo que parece como un submarino, y una vez cerrada es un área presurizada y te colocan una máscara como las que salen en el avión para pasar oxígeno en caso de que en la cabina haya un cambio de presión. Durante la terapia, se eleva la presión dentro del tubo y pasan oxígeno a la máscara; esto hace que respires más oxígeno de lo que puedes respirar en un ambiente normal.

> Según García (2008): "Entre las diversas metabolopatías congénitas asociadas al autismo, se ha especulado durante los últimos 20 años el papel de las enfermedades mitocondriales como explicación plausible de un trastorno neurobiológico generalizado derivado de una disfunción del metabolismo energético oxidativo que se expresaría con diversas combinaciones de signos neurológicos y sistémicos".

Aparte de la cámara hiperbárica, esa semana a Lolo se le alternaban tratamientos de vitamina C y glutatión intravenoso con ozono, que se lo administraban vía rectal. El glutatión, que Lolo ya había tomado en su modo liposomal, trabajaba en conjunto con la vitamina C, potenciando su efecto antioxidante. Lo que se busca es que a través de este tratamiento se neutralice cualquier daño celular por radicales libres causado por toxinas. Además, iba a contribuir en la desinflamación y mejorar el metabolismo energético.

La ozonoterapia vía rectal es una de las formas más antiguas de aplicación. Es en esa área donde están la mayoría de las terminaciones nerviosas y es un lugar del cuerpo que tiene buena absorción. Elevar el nivel de oxígeno utilizando la ozonoterapia nos ayudaría a que en el cuerpo de Lolo se activara la producción de células blancas en la sangre y aumentara la flexibilidad y la elasticidad de las células rojas de la sangre. La buena oxigenación también facilita eliminar las toxinas.

Una vez llegaron los resultados, nos reunimos para ver cuál sería la terapia completa. Aún no habíamos decidido el regreso a Panamá, estábamos esperando esto para tomar una mejor decisión. Los metales pesados de Lolo habían salido muy altos, la referencia había sido un perfil de una persona mayor con alzhéimer. El test de anticuerpos había venido totalmente alterado. El doctor nos explicó que la alteración mostraba que las vacunas habían afectado su cuerpo. Además, tenía una falta de enzimas importante en su cuerpo. Decidimos que no íbamos a tener fecha para regresar, sino que veríamos cómo avanzaba el tratamiento y luego lo evaluaríamos.

Al empezar la quelación notamos avances increíbles en Lolo. El tratamiento consistía en aplicar el quelante a través de la vena, dos veces a la semana, y cada vez que esto se hacía veíamos cambios inmediatos. ¡Lolo empezó a hablar! ¡Era como un milagro! Ya él decía un par de palabras, pero allí fue cuando en realidad empezó a querer comunicarse utilizando palabras.

En diciembre, después de casi dos meses de tratamientos yendo de lunes a viernes, decidimos que era hora de regresar a Panamá. Vivir alquilados en Miami se estaba haciendo muy costoso y además tenía un viaje de trabajo la primera semana de enero. Trajimos tratamientos para seguir la quelación en Panamá y vinimos cargados con un montón de suplementos. Fui a la clínica donde trabajaba Ericka para que le pusieran por vena a Lolo lo que había traído de Estados Unidos.

Medicina bioenergética

Recordé que la mamá de una amiga me había hablado sobre una doctora que trabajaba terapias de bioenergía y medicina funcional. Pero la doctora me canceló tres veces solo unas horas antes de que nos tocara la consulta. Con esas mismas especificaciones me puse a buscar en internet y puse "terapias bioenergéticas". Busqué quién estaba *taggeada* en las fotos y le escribí a Vaneza el 11 de enero: "¡Hola! ¿Qué tal? ¿Usted es la doctora que aplica bioenergía para ver qué órganos están funcionando mal?". Me respondió que sí. Yo estaba en un viaje de trabajo en Estados Unidos y regresaba el 15 de enero, pero quería de todas maneras programar una cita. No recuerdo por qué Pepe tuvo que ir a esa cita solo. Me contó todo lo que habían hecho y nos refirió que también viéramos a Omar La Rosa, quien en ese momento tenía su consultorio dentro del mismo espacio.

Para cuando nos dieron la cita con Omar, Pepe también tuvo que ir solo, pues yo estaba nuevamente de viaje por trabajo. Omar tenía varias máquinas que nos ayudarían a definir qué estaba mal con el cuerpo de Lolo. Una se llama electroacupuntura, y lo que busca es medir la energía de los meridianos de los órganos como intestino grueso, estómago, piel, hígado, páncreas, etc. Con esa máquina, y otra máquina de *neurobiofeedback* llamada Quantum, definiríamos el estado de cada órgano para saber si estaban agudos, crónicos, en degeneración o en niveles óptimos.

Omar en esa primera consulta nos comentó que en los equipos se reflejaron tres situaciones puntuales: secuelas de una otitis, cortada en labio superior, e intoxicación por metales.

Y con esta información empezamos el tratamiento inicial, que consistió en la utilización de la homeopatía unicista y estimulación del detox a través de un equipo de *neurobiofeedback.*

Desde 2018 hemos estado visitando regularmente a Omar. Él se ha convertido en nuestra referencia para Lolo y nos apoya, ya que con sus equipos puede leer claramente lo que el cuerpo de mi hijo está necesitando. Y es que el estado de todos los cuerpos es dinámico y cambia constantemente. Si vemos que Lolo está pasando un período difícil, lo llevamos con él para que con sus máquinas nos diga qué alimentos o sustancias lo están afectando. Con Omar hacemos tratamientos recurrentes y además hemos hecho terapias puntuales de las que hablaré más adelante.

Justo en ese viaje, un día en redes sociales, vi anunciado el *Open Day* de Peek-a-Boo, el preescolar que nos ayudó a preparar a Lolo para la escuela formal. Esa historia la conté en el capítulo de inclusión.

Muchas cosas pasaron esos días mientras yo no estaba; es más, en broma dije aquella vez que todo se estaba haciendo más fácil sin mí. Y es que sí, estaba soltando y dejando que todo fluyera. Creo que antes quería tener tanto el control de todo, que no hubiera hecho la cita ni con Omar ni con Vaneza si yo no estaba, no porque no confiara en Pepe, sino porque quería ser yo la que estuviera allí, e incluso creo que en otra ocasión no le hubiera mandado la información del *Open Day* de Peek-a-Boo, sino que hubiera sacado cita para cuando yo regresara. Esa semana también se dio aquella reunión de Pepe con la directora de la escuela diagonal a nuestra casa que nos había rechazado, y ahora parecía que nos aceptarían. Las cosas definitivamente estaban fluyendo.

Por un tiempo dejamos de ir con la pediatra, y es que nos habíamos atendido con otros médicos, por lo que no encontraba necesario llevar ni a Lolo ni a Billy, y la verdad yo estaba en busca de un nuevo pediatra. Quería a uno que nos apoyara en el proceso con Lolo, que estuviera dispuesto a investigar con nosotros o que simplemente estuviera allí cuando necesitábamos una evaluación objetiva de los tratamientos. Además, alguien que también nos guiara con Billy. Ya iba a cumplir tres años y quería hacerle una evaluación y, pues... que tuviera un pediatra. Buscaba un doctor de mente abierta, que no nos obligara a hacer nada y que no nos hiciera sentir mal si decidíamos no hacer algo que él nos aconsejara.

Me puse en contacto con el Dr. Alberto Heart, a quien me habían referido, pero también me comentaron que él no recibía pacientes nuevos que tuvieran más de cierta edad. No recuerdo qué fue lo que le escribí, pero prácticamente le rogué para que nos atendiera y, sin peros, me dijo que fuera al consultorio al día siguiente a las 10:00 a.m. Acudí con mis dos hijos y nos quedamos quizás un poco más de tres horas. En algunas de las citas a las que había ido, nos sentamos a hablar sobre diferentes cosas. Pero con Alberto, mientras él está jugando con el paciente, conversa con los padres y luego hace las evaluaciones típicas de pesar, medir, revisar los oídos, etc. En algún momento, Lolo se levantó para tocar algo y me miró para ver si yo lo estaba viendo, se rió y se fue a jugar con otra cosa. Alberto me dijo que Lolo había hecho varias cosas que le llamaban la atención. Me explicó sobre la teoría de la mente que se refiere a la habilidad que tenemos los seres humanos de entender los deseos, intenciones y creencias de los otros. Se dice que la teoría de la mente se desarrolla generalmente entre los tres y cinco años, y hay estudios que demuestran que las personas con autismo tienden a desarrollarla más tarde. Incluso se dice que hay diferentes factores - y hasta bases biológicas - y además que un retraso en el lenguaje puede también influir en el desarrollo de la teoría de la mente. Encontré este tema muy fascinante. Sentarme y hablar con él era como ir a una clase interesante de medicina basada en experiencia.

No recuerdo bien si fue por alguna conversación que tuvimos sobre la terapia craneosacral y de enfoque meníngeo que habíamos hecho con José Luis, pero también hablamos aquel día sobre la Teoría Polivagal del Dr. Stephen W. Porges. Una teoría neurofisiológica, psicofisiológica y filogenética que básicamente explica cómo el sistema nervioso autónomo (SNA) interviene en la regulación de los órganos, la interacción social, el apego y las emociones. Recuerdo haberme montado al carro, abrir Youtube y buscar videos del Dr. Porges. Los días que siguieron no podía dejar de leer y ver videos sobre este tema tan complejo. Descubrí que dentro de nuestro cuerpo existe el nervio vago, el nervio cerebral más largo que existe y que se extiende desde el cerebro hasta el abdomen. Yo sabía que era mala en biología, pero nunca había escuchado hablar sobre él. El nervio vago conecta con la mayoría de nuestros órganos viscerales y es el encargado de controlar el sistema parasimpático, aquel que permite que nuestro sistema nervioso autónomo esté en estado de calma. Este sistema hace que nuestro cuerpo sane, ya que cuando se activa el sistema parasimpático nuestros cuerpos se relajan, la circulación mejora, hay mejor oxigenación, entre otras cosas que hacen que el cuerpo funcione mejor.

Si hay un sistema parasimpático, nuestro cuerpo también necesita poder defenderse, no podemos estar en ese estado de relajación toda nuestra vida porque no podríamos reaccionar y defendernos en momentos de peligro. Cuando el cuerpo siente que está en peligro, debe activarse el sistema simpático. Para que el cuerpo reaccione hace algunas cosas como incrementar la frecuencia cardíaca, suprimir la digestión, aumentar la presión arterial y dilatar las pupilas. Pero esto no acaba aquí; el sistema nervioso autónomo también tiene un sistema que solo se encuentra en la pared del tubo digestivo. El sistema nervioso entérico se encarga de regular las funciones gastrointestinales; aquí encontramos la más larga recopilación de neuronas que están fuera del cerebro. No lo podía creer, ¡esos días aprendí tanto! ¿Cómo era que todavía me encontraba con personas que no creían en la salud integral del cuerpo para ver mejoría en estos niños? Lolo ya no tenía tantas crisis, y si las tenía, era en momentos específicos, y podía salir rápido de ellas. Pero aquí entendí que las crisis largas de los niños era un sistema simpático reaccionando ante un peligro, y es que, como explican en el programa de Brain Highways, que no conocí hasta el año 2019, el cuerpo determina peligro, no sabe diferenciar si es un tigre el que me persigue o si es que me quitaron un juguete…, simplemente está reaccionando al peligro.

Le conté sobre esto a Caty, quien en poco tiempo de conocernos se había vuelto la persona con quien compartía mis aventuras en este camino del autismo, y siguieron pasando cosas increíbles. Un día, Caty, que vivía en Estados Unidos, me dijo que había conocido a un papá en una sala de espera de terapia y que le habló de Stanley Rosenberg, un estadounidense que vivía desde hacía mucho tiempo en Dinamarca. Era practicante de una terapia que se llama Rolfing desde 1983 y terapeuta craneosacral desde 1987. Estudió la terapia craneosacral biomecánica durante muchos años con Alain Gehin y la practicó en el Upledger Institute. Stanley había escrito un libro que se llama "El nervio vago, su poder sanador". Cuando Caty me contó esto, sentí que era una señal. Había estado leyendo un poco sobre la terapia polivagal de Stephen Porges, quien escribió el prólogo del libro de Stanley. Ambas pedimos el libro y nos pusimos a ver todos los videos que se referían a la terapia que hacía Stanley. Uno de ellos era sobre un chico que se llamaba Thor, y hablaba sobre cómo la terapia de Stanley había ayudado a su hermano que en algún momento de su vida sufrió autismo severo.

Recuerdo cómo estábamos intentando por todos lados contactarnos con alguien en la clínica de Stanley. Parecía que estaban cerradas, llamábamos y nadie respondía, en los calendarios aparecía como si atendiera solo una vez a la semana. Desesperadamente, incluso llamamos a la casa editorial de su libro para pedir su *e-mail* personal. Caty y yo escribimos al contacto que aparecía en su página de internet.

El 17 de julio le envié un *e-mail* a Stanley pidiéndole su número directo y, para mi gran sorpresa, me dio su celular. Lo llamé y le conté toda nuestra historia, incluyendo cómo habíamos llegado a él. Nos dijo que podía atendernos, que solo le enviáramos los detalles de nuestra llegada. El 23 de julio le escribí para decirle que ya teníamos todo listo. Llegaríamos el domingo 12 de agosto a Dinamarca.

Preparamos nuestras maletas y el 11 de agosto salíamos con destino a Copenhague, con planes de ir después a España a pasar unos días y aprovechar que habíamos cruzado el charco. Sí: ¡paseo familiar! Íbamos los cuatro desde Panamá haciendo escala en España. Caty, Pancho y sus hijos Camilo y Gabriel salían desde Estados Unidos, pero ellos solo iban a Dinamarca. Nos encontraríamos allá el domingo. Caty y Pancho son excelentes buscando opciones de AirBnB y habían encontrado un apartamento; ellos llegaron antes que nosotros. Las casualidades nunca dejan de ser parte de nuestras vidas, porque la casa donde nos estábamos quedando pertenecía a un chileno casado con una danesa y Pancho, el esposo de Caty es chileno.

Habíamos acordado con Stanley visitarlo el lunes y que nos dividiríamos en grupos: En la mañana nosotros y en la tarde iría Caty y compañía. Estábamos un poco lejos de donde Stanley nos atendería y no sabíamos ni para dónde íbamos, solo teníamos la dirección, e ignorábamos si era una clínica o una casa. Intentamos pedir un taxi por internet, pero quienes contestaban en la oficina del radio taxi no hablaban inglés. Así que bajamos y detuvimos el primero que pasó y le pasamos la dirección escrita en un papel.

Llegamos a un área que era como un residencial; el taxi nos dejó frente al edificio que marcaba la dirección y en pocos minutos nos abrieron la puerta y subimos. Stanley vivía y atendía en un residencial para personas mayores. Nos sentamos a hablar con él y contarle toda nuestra historia. Yo estaba muy emocionada de estar allí. Debo admitir que en este viaje, a diferencia de los últimos que había hecho, sí había ido con expectativas muy altas: ¡esto sería lo que me ayudaría con Lolo, definitivamente! ¡Era prometedor! Todos los días antes de llegar a Dinamarca recordaba la historia de Thor y su hermano. Terminamos de hablar, Stanley atendió a Lolo y a Billy y nos fuimos a caminar; tomaríamos un descanso para luego seguir. Nos encontramos con Caty para ir a una cafetería a comernos un emparedado y tomar un café, hablamos un rato y luego nos fuimos caminando. Nosotros nos quedamos esperándolos en un parque que estaba al lado del residencial, había juegos y además una pequeña área cerrada donde había gallinas y los niños podían entrar a jugar con ellas y darles de comer. Los niños estaban felices.

Esa tarde, al igual que los otros días que fuimos a ver a Stanley, regresábamos caminando, parábamos en los parques, y el jueves hicimos la caminata turística. Vimos la estatua de La Sirenita, fuimos a Nyhavn, caminamos fuera del Museo Nacional de Copenhague y el viernes fuimos al Tivoli. Pasamos unos días increíbles y compartir con Stanley fue extraordinario. Él estaba pasando por un tema de salud. Esta, al igual que muchas de las terapias que había buscado para Lolo, había sido un regalo de vida para mí. El último día que vimos a Stanley, el miércoles, le dijimos que el sábado partíamos hacia España. Nos habló sobre su profesor Alain Gehin, que vivía allá, y me dio el teléfono para que lo llamáramos aprovechando que estábamos con él. El celular que tenía de Alain no estaba activado. Ese día también nos dijo que contactara a Thor para ver si podía atendernos.

El jueves temprano recibí un mensaje de Stanley, que se había podido comunicar con Thor, pero estaba en Inglaterra terminando un curso y regresaría el sábado a Dinamarca. Me pasó su teléfono y me reenvió su *e-mail*. Mientras tanto, yo le tenía una franca persecución a Alain. Para ese jueves en la tarde, había intentado encontrar su rastro en Facebook y en múltiples búsquedas de Google. Así descubrí quién era el profesor de Stanley. ¡Qué personaje tan interesante! Nacido en Francia, es doctor en etiopatía, un sistema de medicina manipulativa. Fue profesor en diferentes instituciones, incluyendo el European College of Etiopathy en Ginebra, Suiza, donde enseña terapia craneal y craneosacral. Ha escrito un sinnúmero de libros y participado en muchísimos congresos. Definitivamente, esto que digo aquí no rinde el tributo que se merece Alain Gehin, a quien conocería en pocos días. ¡Sí!, había logrado contactarlo por medio de un comentario que le dejé en unas fotos de Facebook... ok, ok, en TODAS sus fotos, diciendo que Stanley me había referido con él y que estábamos por ir a España. Ese itinerario no estaba planificado, no sé ni por qué. Siempre que nos íbamos de viaje teníamos todo los planes hechos, pero esta vez lo único que sabíamos era que llegaríamos al aeropuerto en Madrid, alquilaríamos un carro e iríamos a Asturias. El único hotel que estaba reservado era en Cangas de Onís, que nos había reservado la familia que nos vendió a nuestro perrito Miguel, y a quienes iríamos a ver nuevamente para conocer a nuestra nueva perrita: Ximena, que acababa de nacer.

Ese día le escribí un *e-mail* a Thor, le explique brevemente nuestra historia y le dije que estábamos muy tristes por no haber podido coincidir con él. No demoró en respondernos que estaría de vuelta en casa el domingo en la noche, y que si hacíamos el cambio de tiquete con gusto vería a Lolo. El viernes por la noche, cuando llegamos de Tivoli, nos quedamos conversando. Caty y Pancho viajaban al día siguiente y nosotros nos quedábamos un día más. El plan era viajar a Madrid el domingo. A las 3:00 de la mañana le escribí a Thor para decirle que habíamos cambiado nuestro boleto para irnos el martes a España y que estábamos súper agradecidos de que nos atendiera el lunes. El sábado salimos, hicimos *check out* de la casa, nos quedamos caminando por Copenhague, y al día siguiente cruzamos a Malmo, Suecia... vaya que disfrutamos la caminata de aquel domingo.

INGLATERRA

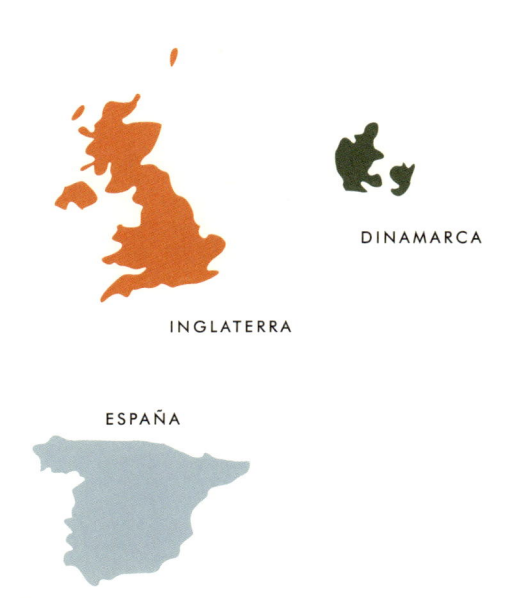

DINAMARCA

ESPAÑA

El lunes, Thor nos dijo a qué estación teníamos que llegar y que allí nos recogería. Era una ciudad ubicada en las afueras de Copenhague. Nos llevó manejando hasta su casa, que quedaba en una pradera verde en el medio de la nada. Thor atendió a Lolo y a Pepe. Allí nos dijo que, definitivamente, aprovecháramos que íbamos a España para ver a Alain, quien también había sido su profesor. Después de un par de horas, nos llevó a la estación de tren y regresamos a Copenhague. Al día siguiente salimos temprano hacia el aeropuerto. Esta vez, como estábamos en un hotel en el centro, pedir el taxi no se hizo tan complicado.

Para el libro quise entrevistar a Thor Philipsen, osteópata que desarrolló su propia terapia llamada Human Systems, para que nos hablara sobre su metodología y sus beneficios. Él fue muy amable en responder mis preguntas.

ENTREVISTA CON THOR PHILIPSEN

Siendo osteópata, ¿cómo definirías el autismo?

Yo optaría por la definición del DSM-V de TEA como un trastorno del desarrollo neurológico, y lo interpretaría como un problema de *hardware*, donde las perturbaciones psicológicas, sociales y autonómicas son el efecto y no la causa.

¿Qué nos puedes decir sobre el nervio vago y el autismo?

Me referiría a la teoría polivagal de Stephen Porges donde se teoriza que el nervio vago trabaja en sinergia con los nervios craneales V, VII, IX y XI para facilitar un "sistema de participación social" inherente a los mamíferos, cuya función principal es la interrelación entre la comprensión no verbal y la regulación autónoma.

¿Qué les puedes decir a las familias que están tratando de entender el autismo desde una perspectiva científica en su búsqueda de darle una mejor calidad de vida a su hijo?

Les diría que mi perspectiva tiene que ver con la seguridad percibida del paciente y el ejercicio neuronal, pero lo que es más importante, es su percepción de seguridad interna incluso más que la externa. La seguridad externa en forma de previsibilidad, horarios, imágenes, rutinas, pictogramas, etc. es importante para minimizar la carga de estrés en un sistema nervioso ya hiperactivo. Sin embargo, podría haber un gran potencial en trabajar en el propio sistema nervioso.

Primero, el sistema nervioso. Encuentre cualquier factor estresante en la fisiología que envíe señales de peligro al cerebro que podrían ser un factor que causa un alto estrés y un "comportamiento de guardia".

Compruebe si hay intolerancias alimentarias (enfoque médico y enfoque de medicina ayurvédica), irritaciones viscerales (enfoque osteopático), disfunciones craneales (enfoque osteopático) y cualquier alteración en los órganos torácicos y la fascia que pudieran ser la causa de la disfuncionalidad del cuerpo del paciente (enfoque osteopático).

Recuerde que los osteópatas son muy diferentes y encontrar el adecuado es primordial (la persona autista también debe sentirse segura, por supuesto).

Luego, enfóquese en calmar el sistema simpático mediante diferentes métodos, por ejemplo, las prácticas de El Arte de Vivir y otros enfoques terapéuticos manuales que estimulen los nervios de la cara como un masaje suave y lento. Esto tal vez podría ayudar con la activación de los músculos faciales que son importantes para la interacción social, la expresión facial y la retroalimentación de la comprensión cognitiva/social. Para un padre o madre, el masaje facial podría ser un método especialmente fácil y eficaz para regular a su ser querido.

El Arte de Vivir ofrece ejercicios de respiración excelentes para niños más grandes o adolescentes, en los que la investigación señala que mejoran el tono del nervio vago y la autorregulación. Este método puede usarse de por vida para la progresión continua en la reducción del estrés, la vida y la felicidad.

En segundo lugar, déle al sistema "la dieta adecuada", sea la que sea. Una cosa que he notado que verdaderamente puede ayudar con la función cerebral es el omega 3 de alta calidad extraído de las algas. Quizás el omega 3 ayuda a que se desarrolle la capa de mielina de los axones, aunque esto es solo una especulación.

En tercer lugar, ayúdelos a encontrar un "lugar seguro", en donde puedan disfrutar algún interés especial o *hobby* que los ayude a excluir el mundo exterior y sentirse seguros. Si son chicos, quizás puede ser un espacio reducido propio, "una cueva" de almohadas o algo similar, donde puedan leer o escuchar música para autorregularse y sentirse mejor. Esto los ayudará a encontrar el valor para enfrentar los desafíos de la vida. Stephen Porges descubrió mediante su investigación la importancia de la música en los individuos autistas como método para regular el estrés y como vínculo para mejorar el sistema de participación social.

En cuarto lugar, permítales encontrar una comunidad de personas con las que puedan relacionarse y desarrollar habilidades sociales en un entorno en el que se sientan comprendidos.

Entiendo que has usado el enfoque que desarrollaste, el Sistema Humano, en niños autistas en un hogar de crianza municipal. Como osteópata, ¿qué te llevó a tratar niños autistas?

Sí, he trabajado en un hogar de acogida para niños autistas. Observamos que se calmaron con el tratamiento, mostraron un comportamiento menos peculiar (estereotipias) y parecían más sociables y relajados.

¿Qué puede decirles a los lectores sobre por qué buscar otros tratamientos y comprender el cuerpo como un todo?

Mi hermano fue diagnosticado autista cuando era un niño y se predijo que estaría en un hogar de cuidados las 24 horas por el resto de su vida, pero ahora vive con un amigo, tiene una vida social rica, se mantiene, ha mejorado mucho y continúa haciéndolo. Él es mi inspiración.

> *¿Cómo puede ayudar el Sistema Humano a un niño con autismo? (Entendiendo que no se trata específicamente de qué síntomas pueden mejorar, ya que sabemos que cada niño es diferente, pero ¿qué puede hacer el sistema por el cuerpo?).*
>
> Los métodos de regulación autónoma parecen ayudar con la calidad de vida, reduciendo el estrés y mejorando la función social.
>
> Identificar la fisiología comprometida igualmente ayuda con la regulación del estrés y probablemente la estimulación de la conexión social.
>
> (Philipsen. T, comunicación personal, 2 de noviembre de 2020).

Como dije antes, nuestro viaje a España no estaba planificado, lo que sí sabíamos era que empezaríamos en Asturias y terminaríamos en Madrid para tomar el vuelo de regreso a Panamá. Barcelona quedaba al otro extremo de nuestra ruta y ¡justo allí estaba Alain! Cambio de ruta... creo que ya nos estábamos acostumbrando a eso.

España fue especial porque simplemente estuvimos allí sin planes. Llegamos a Madrid, esperamos el carro y nos fuimos a Cangas de Onís, ciudad histórica y montañosa ubicada en el norte. Allí llegamos esa noche y nos hospedamos en un hotel. Al día siguiente iríamos a conocer a la nueva integrante de nuestra familia: Ximena. Después de pasar unos días allí, empezamos a ir por toda la costa buscando hotel, desde Gijón hasta Bilbao, pues no sabíamos que había fiestas. Llegamos hasta Lérida, una ciudad que queda a casi dos horas de Barcelona. Al día siguiente nos levantaríamos temprano, llegaríamos a Barcelona e iríamos a nuestra cita. Alain y Judith nos recibieron y atendieron a Lolo y a Billy. Fue increíble ver cómo Alain aplicaba la terapia a Lolo. Lo primero que hizo fue lo mismo que hacían los otros quiroprácticos a los que habíamos acudido: medir el largo de las piernas y ajustarlo. Luego nos dijo: "veo que un pómulo de Lolo está más prominente que el otro y un ojo un poco más arriba". Con sus manos grandes y movimientos suaves lo arregló al instante. Sintió en su cabeza una presión entre ambos hemisferios y procedió, nuevamente con presión ligera, pero firme, a hacerle movimientos craneales. Luego pasó al tórax y el abdomen; aplicó ciertos movimientos y movió el diafragma, no recuerdo hacia dónde ni la explicación. Lolo estaba tranquilo, en ningún momento se puso inquieto ni lloró, como si sintiera que eso le hacía bien. Cuando terminamos le pregunté cuándo podíamos volver, tomando en cuenta que pronto regresaríamos a Panamá.

Nos fuimos unos días a la Costa Brava, hasta una ciudad llamada Roses. Los niños estuvieron en la playa divirtiéndose. Estábamos felices de compartir en familia; estar con ellos era lo más importante para los avances de Lolo y también para nosotros. Regresamos a Barcelona, vimos a Alain una vez más, y partimos a Panamá al día siguiente.

Dejamos atrás días lindos en Europa, una aventura más en esta historia que me confirmó que no existe varita mágica, porque todavía no lo tenía bien aprendido, pero a la vez me enseñó que había momentos mágicos en toda esta experiencia. Llegamos a Panamá el 29 de agosto; unas semanas más tarde, Lolo y Billy empezarían su año escolar.

Alain Gehin fue muy amable en explicar brevemente para este libro su enfoque personal acerca de las terapias que aplica en pacientes con autismo.

Mi respuesta es personal y no representa una doctrina osteopática académica, sino mi pensamiento y práctica personal.

Es muy difícil darte un esquema del tratamiento osteopático que practicamos con los niños que presentan autismo, porque, como sabes, en el último congreso mundial sobre esta enfermedad les fue imposible a los participantes llegar a una definición de ella y, por ende, definir un protocolo de tratamiento.

Además, y es lo más importante, el enfoque osteopático que practicamos está basado en una clínica particular, precisa, y es ella la que nos indica las alteraciones personales de cada individuo que tenemos que corregir. En una palabra, tratamos un paciente y no una enfermedad.

Así es también a nivel craneal, donde nunca aplicamos un protocolo único, sino lo que nos indica la investigación manual hecha a este nivel.

Es cierto que lo que buscamos es hacer que haya coincidencia absoluta entre el movimiento del cráneo y, por ejemplo, lo que percibimos a su nivel y la fijación de la mente del pequeño paciente determinada por su acción sensorial (vista, gesto, movimiento de corta latencia, etc.).

Este sincronismo va en el sentido de la teoría del neurólogo Stephen Porges (Teoría Polivagal) y de sus discípulos como Stanley Rosenberg (Dinamarca, que estudió conmigo)... basada en sus investigaciones sobre los nervios craneales y sus orígenes.

En resumen, es la observación física de la persona, la lectura manual de su cuerpo, su expresión gestual, sus reacciones a los tests de investigación manual, que nos van a indicar el enfoque técnico de nuestro tratamiento y la elección de las diferentes técnicas que vamos a practicar.

(Gehin. A, comunicación personal, 19 de enero de 2021).

Neuroplasticity

En septiembre probamos otra terapia que nos habían recomendado en Orlando. Plasticity Centers en un centro enfocado en trabajar la plasticidad del cerebro; trata desde lesiones cerebrales hasta trastornos neurodegenerativos. El tratamiento dura cinco días, de lunes a viernes. El primer día se hacen una serie de exámenes para determinar cómo está funcionando el cerebro y preparar el programa de terapias. Las pruebas que se hacen en este centro no las había visto jamás. Muchas de ellas eran a través de los ojos, ya que, como me explicaron, a través de los movimientos del ojo se puede ver cómo está funcionando el cerebro y qué parte hay que activar. Durante esa semana toca ir dos veces al día, ya que se hacen dos rondas de ejercicios específicos manuales y otros utilizando su tecnología. Los movimientos que le estaban haciendo a Lolo, honestamente, yo los vi como simples; no sabía bien cómo eso iba a hacer algo en el cerebro, pero según ellos, estaban trabajando los reflejos primitivos. Lo que sí me impresionó fue la máquina MARC para la rehabilitación vestibular. En la MARC el terapeuta puede rotar en tres ángulos diferentes al paciente, y según lo que necesita trabajar, hay una velocidad y cantidad de vueltas determinadas.

El primer día regresé al hotel decepcionada, porque me preguntaba qué se iba a lograr en cinco días. Estaba un poco confundida. ¿Será que había caído en una estafa? A la mañana siguiente, Lolo se despertó a las 6:00 de la mañana y me dijo: *"Mommy, I want to shower"* (mami, me quiero bañar). Era la primera vez que Lolo intentaba decir una oración sin necesidad de yo pedírselo y apoyarlo. Yo estaba en *shock*. ¿Qué había pasado? Solo habíamos dado una ronda de terapia, porque el lunes la primera parte era para evaluaciones. ¿Esto cómo era posible? Regresamos el martes a la clínica, conté lo que había pasado y me explicaron que ese día iban a seguir con el plan y que el miércoles lo volverían a evaluar para asegurarnos de que no teníamos que cambiar nada. Todos los días pasaban como milagros. Nos íbamos caminando y Lolo iba tranquilo a mi lado, sin necesidad ni siquiera de agarrarle la mano. El miércoles recuerdo que una amiga de la infancia de mi papá nos fue a buscar para llevarnos a Disney Springs. Ella le regaló una guitarrita de madera a Lolo. Mientras caminábamos, Lolo vio a una pareja que tocaba guitarra y cantaba. Con su nueva guitarra se puso a tocar con ellos y a bailar. El chico lo llamó y le preguntó cómo se llamaba y él respondió. De la nada estaban cantando y decían "*¡Go Lolo Go!* ¡Allí estaba él haciendo un *show* y yo llorando de felicidad! De seguro regresaríamos, de eso no había duda. Cuando llegamos a Panamá, en el colegio me preguntaron qué le habíamos hecho a Lolo porque los cambios eran notables; tanto, que tuvimos que cambiar las metas que habíamos acordado con la encargada de educación especial.

TACA

El 2018 aún no acababa, y yo iba para San Diego para quedarme donde Caty e ir juntas a TACA (The Autism Community in Action). Este es un congreso que se hace bianualmente y que además tiene diferentes eventos y recursos para las familias a lo largo del año. En TACA se reúnen diferentes expositores y además hay una feria en la que venden suplementos y tratamientos. Esta era mi primera experiencia en un congreso enfocado en el autismo y estaba emocionada de ver a profesionales que seguía en redes desde hacía un tiempo. Estaba lista para tener tres días de información nueva.

En TACA pude escuchar a diferentes expositores y conocer tratamientos nuevos. Asistí a todas las exposiciones que pude para tener información y tener alineados los tratamientos que seguiríamos haciendo. En este punto yo estaba buscando qué más sería interesante hacer, sin embargo, seguíamos yendo seguido donde Omar, y aunque yo había abierto un centro de terapia en Panamá, Lolo no iba mucho. Quería enfocarme en tratar el cuerpo integralmente. Fue allí donde conocí al Dr. Ty Vincent y su terapia de LDI Low Dose Immunotherapy (Inmunoterapia de bajas dosis). Básicamente, esta terapia se basa en la premisa de que las diferentes condiciones y sus síntomas son inicialmente provocados por algo que es ajeno al cuerpo. Lo que hace el sistema inmunológico es causar inflamación y daño. La idea es poder encontrar el detonante y restaurar la tolerancia para que el cuerpo no reaccione a eso ajeno, y con esto detener el proceso de la enfermedad. El Dr. Ty Vincent tenía un hijo que estaba en el espectro, al que le aplicó la metodología. Además, ya trataba antes a muchos pacientes con otras condiciones. Ordené el tratamiento desde diciembre y nos llegó la primera ronda de dosis de LDI en mayo. Fue un poco complicado dar con el detonante y no seguimos el tratamiento. Su administración no era difícil, pues solo había que vaciar el líquido que venía en la jeringuilla debajo de la lengua, pero reportar los efectos y encontrar el detonante se nos hizo complicado. En TACA vi a muchos otros expositores y aprendí bastante.

ACIM

Yo pensaba que ese sería mi único viaje por autismo ese año, pero justo en TACA estaba el Dr. Zach Bush. En su presentación habló sobre otro congreso en el que él estaría, llamado ACIM (Integrative Medicine Practitioner Community) donde médicos estarían compartiendo información actualizada. Había dos eventos a la vez, arriba uno para médicos y abajo otro para no médicos que querían aprender. Leí la información y compré mi boleto. Como era un evento para médicos y los expositores serían médicos, le compartí la información a todos los doctores y especialistas en Panamá que en algún momento vieron a Lolo. Les expliqué qué era y de qué se iba a hablar. El único que me respondió fue Omar, quien en pocos días me había confirmado que iba. Justo en los últimos meses habíamos estado yendo bastante donde Omar para hacerle tratamientos intensivos a Lolo, y él sabía lo desesperada que yo estaba por encontrar un mejor tratamiento. ACIM fue también una experiencia increíble a la que Pepe me acompañó. Terminé el congreso llena de conocimientos. Ahora tendría que regresar a Panamá y repasar todo lo que había aprendido: la infección e intoxicación del moho y otros tratamientos bioenergéticos, y toda la información de ciencias basada en evidencia.

Ion Cleanse

En ACIM compré el Ion Cleanse hecho por AMD, que tomó en llegar casi un mes. El sitio web www.amajordifference.com dice que: "El Ion Cleanse es un sistema de desintoxicación que permite al cuerpo liberar toxicidad y también evitar los canales normales de eliminación del cuerpo". La desintoxicación se hace a través de iones, que gracias a su poderosa carga, limpian más eficientemente que cualquier otro método de desintoxicación. No solo era un tratamiento para Lolo, sino que beneficiaría a toda la familia.

El 2018 quedó atrás, y con él muchas aventuras, tratamientos y recuerdos lindos de viajes y, sobre todo, un avance increíble en el desarrollo de Lolo. Seguíamos los tratamientos periódicos con Omar La Rosa, con el **neurobiofeedback** (Quantum) y la homeopatía, siempre revisando qué nos decían las máquinas en cuanto a lo que teníamos que seguir trabajando integralmente en el cuerpo de Lolo.

El 2019 lo queríamos iniciar con uno de nuestros tratamientos favoritos del año anterior, una ronda de Plasticity Centers. En ese viaje fuimos con nuestros amigos

Caty y Pancho, que también llevarían a Camilo a atenderse y a Gabriel para que paseara. Sí, otro *trip* familiar que incluiría una visita a Disney. A Lolo le funcionó esta ronda bastante para la atención y además se estaba tratando de comunicar más. En agosto regresamos para otra ronda y todavía recuerdo que le había comprado un libro de actividades al inicio de viaje. Había muchas actividades y yo tenía que explicarle cómo hacerlas. Una mañana, mientras nos arreglábamos para ir a la terapia, Lolo estaba sentado coloreando su libro. Estaba en una página en donde había un arcoíris y dentro de cada franja salía el nombre del color escrito. Él pintó cada franja con su color correspondiente, estaba leyendo en inglés y había entendido sin ayuda lo que tenía que hacer en esa actividad. También empezó a escribir - sin haber referencias - diferentes cosas que se le venían a la mente. Lolo cada vez tenía más intención de comunicarse, y hasta me pidió ir a Disney, por lo que mis planes de no ir, obviamente, quedaron en el olvido.

Ese año me había dedicado a trabajar en la salud integral del cuerpo con Omar y dos vueltas de Plasticity Centers, pero mi amiga Caty me avisó de un tratamiento que aún estaba en mi lista de deseos - de hacerlo bien: el trasplante fecal.

Segunda ronda de trasplante fecal

Un médico naturópata canadiense estaba haciendo grupos de tratamientos especiales para familias que tuvieran niños con autismo. Había solo un problema: nos tocaba viajar a una ciudad cerca de Tijuana, México. De Tijuana yo solo había escuchado sobre lo que dicen de muchas ciudades de Latinoamérica: que no era muy segura. Pero cuando me puse a investigar comprendí que es muy común que muchos estadounidenses crucen por California para hacerse tratamientos médicos. De hecho, cuando uno cruza manejando hay un carril de migración especial para uso médico. Hice la llamada gratuita para aclarar dudas con el Dr. Klop, le hice algunas preguntas de logística y nos aventuramos a reservar nuestro cupo.

El 8 septiembre, después de pasar unos días en San Diego con Caty, de ir al museo y a la playa, Lolo y yo nos aventuramos ¡a México! El programa comenzaba el domingo para conocer al doctor, a las enfermeras, y que pudieran hacer la evaluación en persona. Este método de trasplante fecal fue diferente al que habíamos hecho anteriormente. Seguiría el protocolo desarrollado por el Dr. James Adam y su equipo en Arizona State University. Un estudio que aún sigue su proceso largo para que se apruebe (o no) como tratamiento, pero que hasta ahora se había observado que a las 18 semanas había 80 % de mejora en los síntomas relacionados con la parte digestiva y 25 % de mejora en síntomas relacionados con autismo.

El domingo, Caty y Pancho nos llevaron a un hotel cerca del aeropuerto de San Diego; allí nos recogería un conductor, para buscar después a otra mamá con su hijo, y luego iríamos a nuestro destino: Rosarito Beach, una ciudad de México que queda cerca de Tijuana, donde el Dr. Klop atendería junto con un grupo de profesionales locales. Esperando al conductor me pasaron mil cosas por la mente; y una de ellas era: ¿y qué pasa si el conductor nos rapta y quedamos en México sin que nadie sepa donde estábamos? Ya sé, una película en mi cabeza, pero sí lo pensé y ahora me causa mucha risa. El conductor llegó, montamos nuestra maleta y el *cooler* que me había llevado con comida para Lolo, ya que nos habían dicho que si nuestros hijos seguían dietas especiales era mejor llevar todo para cocinarles allá. Fuimos a buscar a la familia que nos acompañaría, Laura y su hijo que sufría de severas convulsiones. Ella y yo hablamos todo el camino hacia Rosarito.

Llegamos al hotel, hicimos *check-in* y fuimos a caminar por la playa y explorar el hotel. La playa tenía olas enormes y estaba fría, pero Lolo igual se quería meter. Cuando bajamos nos encontramos con otros padres que estaban allí para el tratamiento, venidos desde Canadá. Es increíble cómo uno empieza a conocer a otros padres y con qué facilidad hablamos como si nos conociéramos de toda la vida, probablemente porque pasamos por cosas muy parecidas y uno se conecta desde la vulnerabilidad.

Esa noche nos tocó ir a la cita y luego a empezar el proceso de limpieza de colon. Al día siguiente estuvimos tranquilos, bajamos un rato a la playa y fuimos a la piscina. Nos encontramos con las otras familias, compartimos comida y muchos cuentos. Por dos noches seguidas le pusieron a Lolo el tratamiento por enema. El doctor lo preparaba centrifugando las heces de sus donantes, así no tenían la fibra y eran solo bacterias. A esos dos días se les llamaba "dosis de carga". En la segunda noche el doctor nos entregó las dosis para administrarlas vía oral por 15 semanas. El jueves nos llevó suficiente hielo seco de acuerdo con el recorrido del viaje que a cada quien le tocaba hacer y nos despedimos. En ese viaje no hubo sala de espera: la piscina, el parque y la playa fueron los puntos de encuentro durante esos días. Regresamos a San Diego y estuvimos hasta el domingo, cuando nos tocaba regresar a Panamá.

Originalmente el viaje a Rosarito Beach sería por siete días, pero duró menos, ya que pedí regresar a San Diego apenas que me entregaron el tratamiento que me llevaría a casa. Ya en Panamá seguimos llevando a Lolo a sus consultas con Omar; la frecuencia dependía de sus síntomas y comportamientos, pero, por lo general, eran entre una y tres veces por mes.

Tratamiento con células xenogénicas

En febrero de 2020 nos tocaba ir a Alemania para un tratamiento de células xenogénicas, terapia celular donde se reciben células de otra especie. Las células que utiliza la clínica Humanio son de oveja, y es una terapia biológica que trata de la aplicación o implantación de células fetales y partículas tisulares disueltas en solución fisiológica. Se escogen los tejidos indicados de acuerdo con la individualidad. El efecto inmunorregulatorio es causado por estructuras moleculares, que activan parámetros inmunológicos celulares y humorales. El efecto regenerativo se presenta especialmente a través de la modificación endo y paracrina de las señales de las células madre tisulares. Esta estimulación tiene lugar por medio de la aplicación subcutánea profunda (gluteal) de tejidos liofilizados en intervalos de cuatro a seis meses.

El sábado 15 de febrero salimos para Fráncfort y llegamos el domingo. Dejamos las cosas en la habitación y salimos a caminar. El lunes nos recogieron en el hotel y nos llevaron a Bingen, una ciudad portuaria a 53 minutos de Fráncfort, donde queda el castillo Klopp. Ese día conocimos a otras familias, como la de Monique, que a los pocos minutos de conversar nos dimos cuenta de que éramos como hermanas perdidas. Ella estaba con su esposo y su hijo. También había una familia de Venezuela, una madre con su hija, y en ese viaje nos volvimos a encontrar con Laura y su hijo, con quienes habíamos compartido el camino a Tijuana, México. El tratamiento en Alemania duraba cinco días. El primer día tomaban la sangre para hacer una prueba de laboratorios que se llama BCA, un análisis de cristales en sangre para hacer un *screening* metabólico. En la página web de Integrative Therapies se lee: "La sangre sirve como medio de transporte para los productos metabólicos y nuestra nutrición. Como medio, está en contacto con todo el organismo a través de un complejo sistema vascular. A partir de su sangre total, se genera un recuento de cristales de sangre aplicando un método muy específico. La sangre contiene diversos nutrientes minerales que nos permiten realizar un proceso de cristalización. La compostura de los minerales refleja el metabolismo y allí identifica disfunciones dentro de nuestro cuerpo a través del cristal de sangre. El análisis de cristales de sangre detecta fallas en el metabolismo, así como las disfunciones posteriores. Estos se adquieren comúnmente por negligencia general, como una nutrición incorrecta y poco ejercicio. Sin embargo, los mecanismos de compensación y regulación son diferentes para cada individuo. Por lo tanto, estos deben decodificarse y luego servirán como base para una terapia individualizada".

Ese mismo lunes se empezaría a preparar el cuerpo de Lolo para recibir el tratamiento. El tratamiento previo a la terapia celular consiste en desintoxicar y activar el sistema inmunológico. Todos los días, incluso cuando le pusieron las células, le hicieron autohemoterapia mayor, que consiste en extraer sangre, ozonizarla y volverla a transfundir. Además, le ponían una sueroterapia de vitamina C. Con este protocolo se busca que el cuerpo esté lo más desinflamado posible, activar el sistema inmunológico, aumentar la oxigenación de los tejidos y eliminar radicales libres. Al tercer día se le hizo el tratamiento, igual para preparar al cuerpo, y le pusieron seis ampollas que trabajan en seis áreas diferentes; entre esas estaba la parte frontal izquierda del cerebro, sistema inmunológico, sistema nervioso e intestino.

A Lolo le encanta poner el brazo para que le administren tratamientos por vena, no sé si es porque le gusta o porque sabe que en ese momento yo le doy la tableta para que juegue. Pero cuando se dio cuenta de que le inyectarían las nalguitas, empezó el sufrimiento. Aunque se quedó tranquilo porque le pusieron unas bolsas calientes en el área, después lo tuvimos que agarrar entre dos. Yo le decía y le repetía que era por su bien. Muchos padres están en contra de hacer sufrir a sus hijos, pero también recuerdo que cuando a mí me llevaban a ponerme inyecciones no me gustaba, pero hasta hay adultos que si pudieran escoger no inyectarse, no lo harían. Yo intento no hacer un *big deal* del asunto para no poner a Lolo nervioso ni pasarle ansiedad.

Ese día nos fuimos a acostar y en la tarde caminamos para que tomara un poco de aire fresco. Los siguientes dos días siguieron tratamientos para fortalecer el sistema en general. Paseamos en el castillo, fuimos en barco a una ciudad cercana, los adultos tomamos vino caliente y echamos cuentos en el salón de comer, lo que se volvió nuestra sala de espera en aquella clínica, donde compartimos momentos inolvidables con otras familias.

Regresamos a Panamá y poco después llegó la pandemia por Covid-19. Durante los primeros meses nos inyectamos vitamina C y glutatión. Lolo se hacía también diferentes tratamientos homeopáticos intravenosos y seguíamos en las consultas con Omar. Entre abril y noviembre Lolo se hizo el tratamiento de células xenogénicas dos veces más, y casi todas las semanas iba al menos una vez a hacerse tratamientos intravenosos.

NACD

Durante la pandemia también iniciamos un programa que se llama NACD, fundado por Roberto Doman Jr. Según ellos mismos lo expresan: "NACD ha creado un enfoque para el desarrollo humano, el logro del potencial humano y la remediación de problemas de desarrollo, educativos y neurológicos que se basa en la Gestalt del individuo. El enfoque de neurodesarrollo utiliza una metodología de tratamiento ecléctica, dirigida individualmente y con base neurológica". El programa de NACD lo aplicó Leo, la tutora de Lolo, la misma que lo acompañaba a la escuela y quien durante toda la pandemia estuvo con nosotros apoyándonos. A través de NACD Lolo empezó, en poco tiempo, a sumar, restar e incluso a multiplicar. Además, también notamos mejoría rápida en su memoria y atención.

Neuromodulación y otros tratamientos integrales con Luminara Serdar

A finales de 2020, mi amiga Caty me recomendó con una persona a quien había conocido en un evento en línea llamado Autism Recovery Summit. Luminara Serdar atiende en línea y a través de *muscle testing* hace el Body Biomap Report. Durante la cita, busca ver la función de todos los órganos, las vías de desintoxicación y producción de energía. El tratamiento con Luminara es personalizado y da el protocolo de suplementos de acuerdo con lo que se encontró. Además, aplica la técnica de neuromodulación, un proceso que ayuda al cuerpo a recordar cómo funcionar óptimamente.

Hemos tratado muchísimas otras terapias a lo largo de nuestro camino, no solo específicas para el autismo, sino también para la salud general (física y mental): Método Yuen, reflexología, *reiki*, barras de *access*, supositorios de Bravo Probiotic, y ni se diga de los cientos de suplementos que hemos intentado, individuales y como protocolos como, por ejemplo, el Nemecheck y CBD.

Debería tener una lista con los cambios que vi con cada tratamiento, pero debo admitir que muchos simplemente fueron para probar. Al inicio y por mucho tiempo sentía que esto era una carrera contra el tiempo, hacía muchos tratamientos a la vez, no tenía tiempo de hacer de mi hijo una investigación y darle tiempo a cada uno para ver si funcionaba o no. Sí me siento más identificada con unos que con otros. En un mundo surrealista donde pudiera empezar de cero con todo este conocimiento, hay tratamientos que volvería hacer y otros que, aunque puede que hicieran bien al cuerpo, no los volvería a tratar. Estoy segura de que si existiera una varita mágica, yo la hubiese encontrado; también sé que este camino aún no acaba; de hecho, estoy segura de que pronto estaré buscando otros tratamientos para Lolo. Esta historia seguro continuará.

En la búsqueda eterna de una varita mágica que me hiciera despertar de mi pesadilla, esa que curaría a mi hijo, ese autismo que me afectaba a mí más que a él, me encontré con algo maravilloso, la verdadera cura del autismo en mi vida: la aceptación de lo que es. Mi realidad, ni buena ni mala, simplemente mi realidad. Dejé de estar desesperada por llegar al final de este camino y decidí disfrutar cada momento que me iba regalando. Dejé de crearme expectativas sobre el futuro y de atormentarme por lo que había hecho o no en el pasado. El pasado sigue siendo información para poder determinar qué otras cosas vamos a ir intentando en este camino, pero no es un lugar donde voy a estar viviendo.

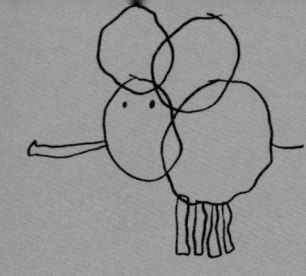

CARTA a Lolo postratamientos.

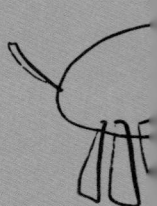

Querido Lolo, tengo tanto que decirte...

Mi Lolo, mi niño, hoy te escribo esta carta sin saber si algún día la leerás... y entenderás. Aclaro el entenderás, porque si te digo que la leas, sé que lo podrás hacer. Hoy, 14 de noviembre, termino de escribir el capítulo de los tratamientos. ¡Qué largas distancias hemos andado, hijo! Quiero que sepas que estoy agradecida de que me hayas elegido como tu mamá. Aún no sé cómo es que funciona esto; no sé si realmente fue que me elegiste o que te mandaron a mí, pero, sea lo que sea, quiero darte las gracias por llenarme de valentía, porque fuiste tú quien me dio fuerzas cada día para levantarme y buscar luz en el agujero negro en el que pensé que había caído.

Cuando naciste tenía muchas expectativas de mí y ni se diga de las expectativas que tenía de ti. Tenía muchos planes, y si bien es cierto que hace tiempo dejé de pensar en ellos, no te voy a mentir; hay días en los que me pregunto cómo sería mi vida sin ti, sin tu autismo y sin todo lo que hemos recorrido. ¿Te digo algo? No me la imagino. Pensaba que tenía la vida perfecta y me doy cuenta de que mi vida no tenía sentido. Y no, mi vida no es el autismo, como por muchos años lo pensé. Gracias a ti, hoy entiendo que lo que tanto buscaba era conexión, y que cada vez que pensaba que tú eras el que te habías desconectado de la vida, en realidad estabas haciendo que yo me conectara contigo y con todo lo que me rodea.

Cuando iniciamos este viaje sentía que estaba navegando en aguas desconocidas, que en el medio de la tormenta había olas que no podía controlar. Gracias por irme mostrando el camino, por enseñarme a disfrutar cada día de tormenta, por recordarme a través de tus incansables risas sin sentido (y que tanto te dije que no hicieras) que también está bien no solo no saber por qué se ríe, sino también no saber por qué se llora. Gracias por recordarme que el sol sale entre las nubes, y por enseñarme que el recorrido se disfruta más sin pensar cuándo se va a llegar a la orilla.

Aún nos queda mucho por vivir..., ¿cuánto?..., no lo sabremos jamás, pero estoy segura de que seguiré disfrutando el tiempo que se nos permita. ¡Qué rápido se ha pasado el tiempo y cuánto has vivido tú a tu corta edad! Estoy muy orgullosa de ti, de lo mucho que has trabajado, de lo tanto que has logrado hacer. Estoy tan orgullosa de ser tu mamá.

Lolo, no sé qué sentías en cada tratamiento al que te llevamos. Ojalá hubiera sabido leer mejor tu silencio. Pero, te prometo que todo lo que he hecho y que seguro seguiré haciendo, es por ti. No quiero que sientas jamás que buscaba cambiar tu esencia. Y aunque muchas noches no tenía idea de cómo iba a sobrevivir con esto que la vida me entregó sin avisarme, he estado cada día agradecida de tenerte en mi vida.

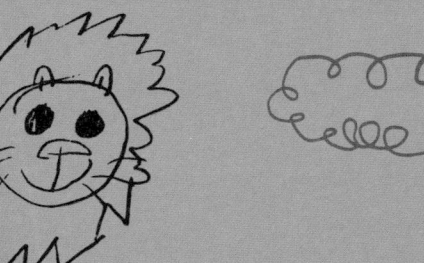

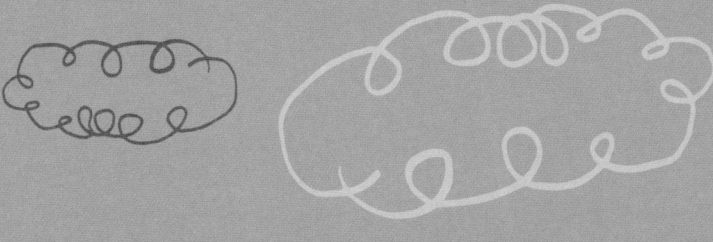

Por fin descubrí a quién traje al mundo: a mi maestro, a la persona que me hizo despertar y conectarme con este mundo en el que por muchos años no supe cómo encajar. Descubrí que cuando te golpeabas o arañabas era yo misma agrediéndome emocionalmente, y que tú solo eras un reflejo de mis emociones y lo que tengo que trabajar. Hoy veo a través de tus ojos…, te veo a ti. Ya no está esa mirada vacía que tanto me dolía cuando comenzamos este recorrido. Así mismo me has enseñado a estar presente en mí; ya no estoy vacía.

Sueño algún día con sentarme a conversar contigo, a que me cuentes qué sentías, que me digas qué fue lo que más te gustó de este camino e incluso si sentiste algún temor. Por ahora vivo feliz con las cosas que me dices que quieres y las que no. Me queda claro que te gusta la pizza, la playa y Disney…, ah, sí, e ir a la clínica para que te "puyen el brazo", o quizás me confieses que es porque te presto mi celular.

Hijo, gracias por abrir mi corazón.
Así, tal como eres, eres una bendición en nuestras vidas. Donde llegues, lo que hagas y todo lo demás, es un regalo extra.

Te amo,

Mamá.
14 de noviembre de 2020.

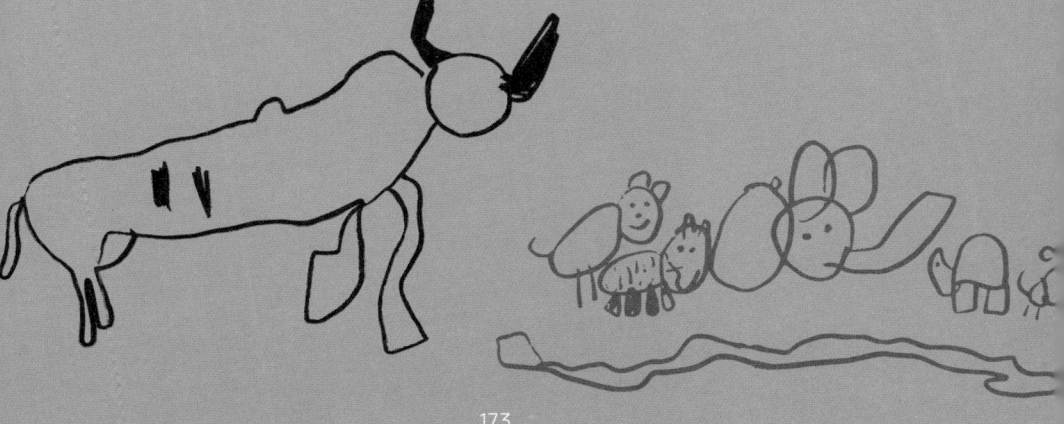

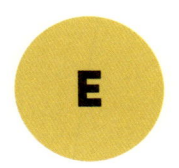

Epílogo

No existe luz sin oscuridad

Cuando tenía 10 años, mis padres me regalaron un cuadro que explicaba el significado de mi nombre. Recuerdo que el cuadro decía que Melanie viene del griego *melania,* que significa oscuridad. En ese momento no me gustaba el significado de mi nombre, porque ¡vamos! ¿quién quiere llamarse oscuridad? Cuando el autismo llegó a mi vida sentí que me habían tirado al lugar y momento más oscuro de mi vida; ese lugar se volvió un laberinto sin salida, un lugar lleno de ansiedad, frustraciones y miedos.

El autismo ha tenido una presencia ambivalente en mi vida. Por un lado, me ha hecho crecer y le dio un enfoque y un propósito a mi vida. Por Lolo he logrado hacer cosas de las que no me creía capaz. El autismo me enseñó y me sigue enseñando lecciones que jamás imaginé aprender; me abrió las puertas de amistades del alma y de un mundo fascinante de nuevos conocimientos. También me regaló aventuras no planificadas y emociones que jamás pensé sentir. Por otro lado, el autismo se convirtió en mi zona de confort, mi excusa perfecta para salir de compromisos y, francamente, en mi adicción. Pensaba que me conectaba, pero realmente mi preocupación excesiva por encontrar una cura era la que me distraía de tener que conectar conmigo misma y enfrentarme a lo que allí había. Tenía que seguir trabajando en eso, porque como he dicho antes, desde temprano descubrí que si no me ayudaba a mí, sería imposible que estuviera bien para Lolo, Billy, mi esposo y los que me rodean.

Más allá de las cosas que me permitió o no hacer el autismo, me di cuenta de que era mi percepción verlo como un peso sobre mis hombros que me causaba dolor. Al pasar el tiempo comencé a entender que ese peso no estaba allí para traerme dolor o hacerme vivir en oscuridad. Poco a poco, decidí quitar el peso de mis hombros y transformarlo en un ancla que me ayuda a estar presente, a estar enraizada para poder moverme con libertad. Entendí que la oscuridad era solo para enseñarme a ver la luz que mi hijo y el autismo habían encendido en mí. También entendí que la causa verdadera de mi dolor era mi ego. Cuando dejé de querer huir y me permití estar allí, experimentar plenamente ese lugar, esos sentimientos y pensamientos, logré sentirme agradecida y apreciar lo que es importante en mi vida.

El autismo es mi reflejo, mi termómetro, mi guía. Las cosas que me molestaban o me sacaban de mis casillas, como cuando Lolo estaba hiperactivo, o cuando nos miraban mal en la calle, o lo excluían de alguna actividad, eran provocadas por mi propia percepción de la situación, mi ego y mi necesidad de controlar (la hiperactividad, las miradas, la inclusión) y no poder hacerlo. La difícil lección que me enseña el autismo ahora es aprender a soltar completamente esa necesidad de control.

En mi búsqueda de ayuda para poder incorporar ese aprendizaje que tanto me estaba costando, encontré terapias que me han ayudado a soltar el estigma negativo asociado con esa condición que me ha regalado tantas cosas lindas. Por años ya venía trabajando en mi cuerpo y, si bien es cierto ya llevaba un tiempo notando que cada vez que trabajaba en algo más allá de lo físico, inmediatamente veía mejoras en Lolo, con estas últimas terapias entendí que tenía que trabajar más integralmente con mi alma y espíritu también.

Hacer este tipo de trabajo me ayudó a finalizar este libro y abrir un nuevo ciclo hermoso en mi vida. Y realmente no sé qué sería de mí si el autismo no me hubiese elegido; estaré eternamente agradecida por ese hueco negro en el que estuve, que me enseñó a conectarme con mi vulnerabilidad. Estaré eternamente agradecida por la gente que esta condición ha puesto en mi camino.

Hoy el autismo es lo que me da libertad para seguir estudiando acerca del cuerpo, reconectar con la necesidad de estar en la naturaleza, seguir compartiendo lo mágico e increíble de ser diferente y continuar evolucionando en mi espiritualidad. Tantos años luchando para que Lolo conectara conmigo y hoy descubro que fue él quien vino a enseñarme cómo conectar conmigo, con él y con todo lo que me rodea.

Por eso quiero agradecer a Lolo, por haber sido tan valiente de venir a este mundo de la mano del autismo; por ser el recipiente que contiene este mensaje que viene no solo para mí, sino para todos los que lo rodean. Por llenarme de valentía y recordarme que la vida continúa.

Mi nombre es Melanie, y he aprendido a amar completamente su significado, pues me recuerda que fue al conocer mi oscuridad cuando aprendí a apreciar la luz.

FAMILIA

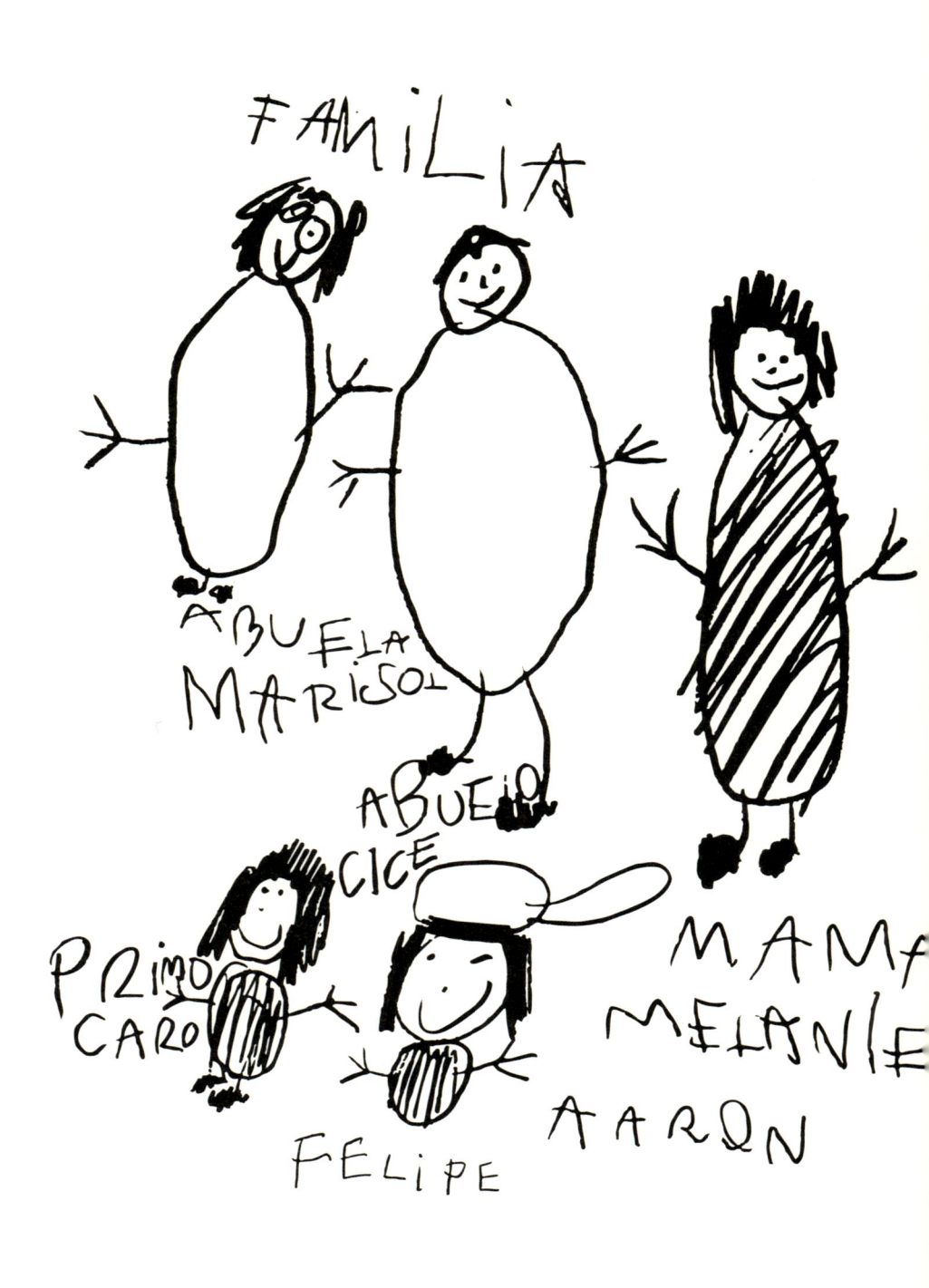

ABUELA MARISOL

ABUELO CICE

PRIMO CARO

FELIPE

MAMA MELANIE

AARON

Billy

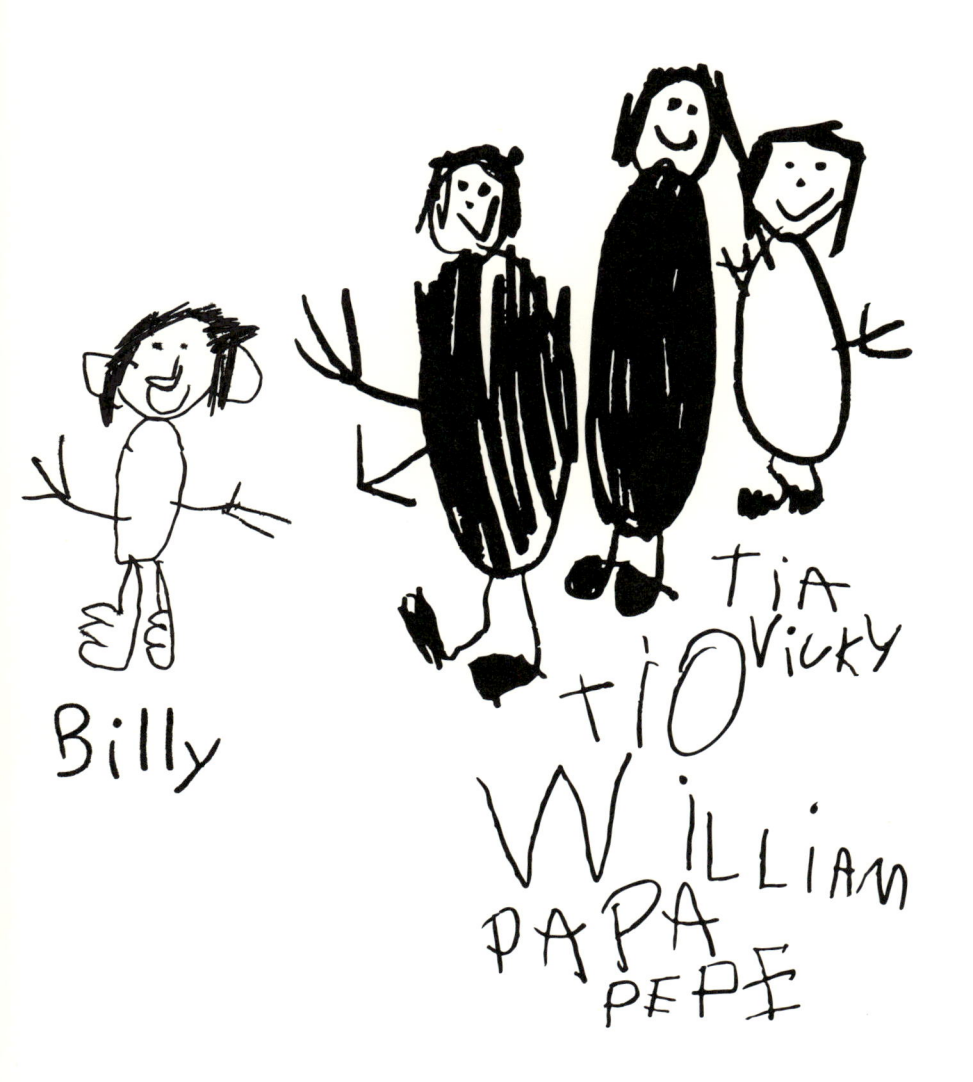

TIA Vicky
TIO
William
PAPA
PEPE

Agradecimiento

A Dios, el creador, la fuente.

A mi esposo, Pepe, por no irse corriendo. Por dejarme evolucionar y nunca frenarme. Por su amor y su paciencia. Por ser y estar.

A Lolo, por escogerme como su madre. Por ser valiente y venir a este mundo para traernos un mensaje.

A mi Billy, mi niño pequeño, por inyectarme esa dosis de risas (y llantos). Y por todo el tiempo que le ha tocado esperar a su hermano en una sala de espera, en vez de estar disfrutando de una vida "normal".

A mis padres, gracias por darme la vida, gracias por regalarme la oportunidad de venir a este mundo y apoyarme en mi camino, gracias por su amor por enseñarme a nunca rendirme. Los amo.

A mis suegros, Sr, José (qepd) y Sra, Judy, gracias por hacerme sentir parte de la familia desde el primer día. Qué afortunada soy me gané la lotería con suegros como ustedes.

A Cecy, quien ha sido, desde que nací, otra madre para mí. Por querer y cuidar a mis hijos como si fueran de su sangre.

A mi hermano, William, por tener esa conexión tan especial con su ahijado. Y claro que a mi cuñada **Vicky y a mis sobrinos,** por querer a Lolo y acompañarnos en cada paso.

A Judy, la tía de los periquitos, por darnos una mano cada vez que la necesitamos.

A tía Ali, quien no duda ni un minuto en llegar a casa a hacernos la segunda cuando necesitamos un respiro. Por ser como una abuela para mis hijos.

A mi amiga Caty, mi hermana, mi gran compañera en este camino. ¡Gracias porque nos volvimos a encontrar aquí!

A mi amiga Kelly, mi hermana, quien recibió el diagnóstico casi al mismo tiempo que yo. Gracias por caminar conmigo aún en la distancia.

A Yaneth, la nana de Lolo, quien estuvo con nosotros quizás en los momentos cuando él tenía más dificultad y que estuvo allí día a día para ayudarlo a superarlas.

A Lidia (o como Lolo le llama, Lidia Liebre), la súper nana que se ha tomado a pecho que Lolo puede hacer todo. Gracias por estar con nuestra familia.

A Yami, quien vio nacer a Lolo, nuestro gran apoyo en casa.

A su *teacher* Leo, o Miss Leo, como Lolo le llama... por su paciencia, dedicación, amor, y por alegrarse y ser parte de muchos de los logros de Lolo.

A la familia Peek-a-Boo, por ser un apoyo grande para nuestra familia mientras recibíamos rechazos de los colegios. Por creer en nuestro Lolo y por enseñarnos que él sí podía.

A los maternales y escuelas que nos abrieron sus puertas, La escuelita de los niños, Teacher Manuela, Jacarandá, Trail, Pcis.

A todas las personas que de alguna manera u otra nos han acompañado en este camino. A algunos los menciono en el libro y a otros no, pero a todos por igual: ¡Gracias! ¡Gracias! ¡Gracias!

A mis primeras amigas de salas de espera: Fernanda, Alejandra, Caro, Mónica, María Felicia, Saddie y no puedo dejar de mencionar a una persona que se volvió mi socia, y casi hermana **Bárbara.**

A Omar ¡Gracias! No tengo palabras para agradecerte tu apoyo en este camino.

A Alberto nuestro querido pediatra, gracias por empoderarnos.

Al *sensei* Eduardo Frias (Fundesen) por enseñarnos ese arte marcial que cambio nuestras vidas, por trabajar en pro de tantas personas con condiciones.

También al *sensei* Joel Aguilar, por su paciencia y constancia.

A Luzmarina, la práctica de Lolo. Aunque la menciono aquí y cuestiono el actuar de las prácticas, no puedo dejar de agradecer el tiempo que estuvo con nosotros y el cariño que le dio a mi familia.

A todas las personas que en algún momento nos rechazaron... Gracias, también las necesitábamos en el camino.

A mi súper editora, Julieta, gracias por ser mi doula en este maravilloso libro. Ha sido una de mis mejores experiencias... y sin ti, hubiese sido imposible.

A Purpura por plasmar mis emociones y palabras en el diseño de este libro.

A Katherine (Kat) por documentar mi vida por 3 días para las fotos que acompañan mi libro.

A ti, que me lees. Gracias por recibir este mensaje.

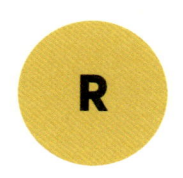

Referencias bibliográficas

Administración de Medicamentos y Alimentos de Estados Unidos. (2020). *(https://www.google.com/url?q=https://www.fda.gov/drugs/drug-safety-and-availability/la-fda-exige-un-recuadro-de-advertencia-acerca-de-los-efectos-secundarios-graves-para-la-salud&sa=D&source=editors&ust=1616186847298000&usg=AOvVaw3Xl5aDyvAJBSmQoNb6N8vZ)*. Recuperado el 15 de diciembre de 2020.

Asociación Americana de Psiquiatría. (2014). *Manual diagnóstico y estadístico de trastornos mentales. (https://psychiatryonline.org/pb/assets/raw/dsm/pdf/Spanish_DSM-5%20Coding%20Update_Final.pdf)*. Recuperado el 14 de julio de 2020.

Asociación Española de Personas con Alergia a Alimentos y Látex. *(https://www.aepnaa.org/)*. Recuperado el 22 de enero de 2021.

Autism Speaks. (2016). *Estadísticas y hechos del autismo. (https://www.autismspeaks.org/autism-statistics-asd)*. Recuperado el 27 de enero de 2021.

Baranowska- Bosiacka, I., Goschorska, M., Gutowska, I., Kapczuk, P., Skórka-Majewicz, M., Styburski, D., Żwierełło, W. (2020). Efecto del flúor sobre los tejidos endocrinos y sus funciones secretoras. *ScienceDirect/Chemosphere. (https://www.sciencedirect.com/science/article/abs/pii/S0045653520317604)*. Recuperado el 5 de febrero de 2021.

Bush, Z. (2021). It's a gut reaction. Brain function is controlled by messages sent via chemicals called neurotransmitters. *Nutrition. (https://zachbushmd.com/knowledge-nutrition/)*. Recuperado el 1 de octubre de 2020.

Centros para la Prevención y el Control de Enfermedades. (2020). *(https://www.cdc.gov/spanish/mediosdecomunicacion/comunicados/p_autismo_033020.html)*. Recuperado el 10 de diciembre de 2020.

Chaudhary, V.K., Patel, N., Srivastav, A.L. (2020). Subproductos de la desinfección en el agua potable: ocurrencia, toxicidad y reducción. *ScienceDirect/Environmental Pollution. (https://www.sciencedirect.com/science/article/abs/pii/S0269749120361625)*. Recuperado el 5 de febrero de 2021.

Diamond, M.C., Harvey, T., Murphy Jr, G.M., Scheibel, AB. (1985). *On the brain of a scientist: Albert Einstein*. National Library of Medicine. *(https://pubmed.ncbi.nlm.nih.gov/3979509/)*.

Diccionario de la Lengua Española. *(https://dle.rae.es/)*. Recuperado el 22 de enero de 2021.

Federación de Asociaciones de Celíacos de España. *(https://celiacos.org/enfermedad-celiaca/que-es-el-gluten/)*. Recuperado el 22 de enero de 2021.

Fields, H. (2015). John Hopkins Medicine. *(https://www.google.com/url?q=https://www.hopkinsmedicine.org/research/advancements-in-research/fundamentals/in-depth/the-gut-where-bacteria-and-immune-system-meet&sa=D&source=editors&ust=1614795999918000&usg=AOvVaw0snaXVF5n-1MxO-aB0mY5BK)*. Recuperado el 25 de septiembre de 2020.

Furness, J. (2007). *Enteric nervous system.* Scholarpedia. *(http://www.scholarpedia.org/article/Enteric_nervous_system#:~:text=The%20enteric%20nervous%20system%20is,gut%20wall%2C%20the%20mucosal%20epithelium%2C)*. Recuperado el 1 de febrero de 2021.

García Peñas, J. (2008). *Autismo, epilepsia y enfermedad mitocondrial: puntos de encuentro.* Valencia, España. *(https://www.invanep.com/curso2008/Resumen071650.html)*. Recuperado el 11 de octubre de 2019.

Gay Méndez, A. *Nutrición.* Ministerio de Educación, Cultura y Deporte-Área de Educación. *(https://www.amazon.com/-/es/Aurora-Gay-M%C3%A9ndez-ebook/dp/B07BHPJC2T)*. Recuperado el 22 de agosto de 2020.

Gutiérrez, S. (2014). *ABC Salud.* *(https://www.google.com/url?q=https://www.abc.es/salud/noticias/20140604/abci-autismo-hormonas-madre-201406031847.html?ref%3Dhttps:%252F%252Fwww.google.com&sa=D&source=editors&ust=1614298395810000&usg=AOvVaw3E28Td-D0dijWp__kQhRES)*. Recuperado el 12 de noviembre de 2020.

Integrative Therapies. *(https://www.beintegrative.net/terapias/eav)*. Panamá. Recuperado el 26 de diciembre de 2020.

Karolinska Institutet (2015). *Molecular Psychiatry.* Estocolmo, Suecia.*(https://www.google.com/url?q=https://news.ki.se/link-between-pcos-in-the-mother-and-autism-in-the-child&sa=D&source=editors&ust=1614795999483000&usg=AOvVaw04PqjRVgEXHxFSClqYOhTK). Recuperado el 3 de enero de 2021.

La Leche League International. *Comenzando con los sólidos.* (https://www.llli.org/informacion-sobre-la-lactancia-materna-de-la-a-a-la-z/comenzando-con-los-solidos/#). Recuperado el 18 de octubre de 2020.

L' olivera Centre Quiropractic. (2019). *Autismo. ¿Por qué hay tantos casos hoy en día?* (https://www.google.com/url?q=https://quiropracticalolivera.com/autismo-por-que-hay-tantos-casos-hoy-en-dia/&sa=D&source=editors&ust=1614816427649000&usg=AOvVaw1jL_5sOg6YwdueLEILAnT4). Recuperado el 22 de enero de 2021.

McAuliffe, K. (2016). *This is Your Brain on Parasites, How Tiny Creatures Manipulate Our Behavior and Shape Society.* Edición Kindle.

Margulis, J., Thomas, P. (2016). *Vaccine Friendly Plan.* Editorial: Ballantien Books. Estados Unidos.

Mayo Clinic. *Trastorno del espectro autista.* (https://www.mayoclinic.org/es-es/diseases-conditions/autism-spectrum-disorder/symptoms-causes/syc-20352928#:~:text=Los%20trastornos%20del%20espectro%20autista%20no%20tienen%20una%20%C3%BAnica%20causa,Gen%C3%A9tica). Recuperado el 10 de diciembre de 2020.

National Institute of Deafness and Other Communication Disorders. (2017). Infecciones del oído en los niños. (https://www.google.com/url?q=https://www.nidcd.nih.gov/es/espanol/infecciones-del-oido-en-los-ninos%23:~:text%3DCualquiera%2520puede%2520tener%2520una%2520infecci%25C3%25B3n,a%2520sus%2520hijos%2520al%2520m%25C3%25A9dico&sa=D&source=editors&ust=1616186847300000&usg=AOvVaw1xp5E5Eo69A1evBJjBCMB8). Recuperado el 5 de noviembre de 2020.

Neggers, Y. (2014). *ISRN Nutrition.* (https://www.google.com/url?q=https://www.ncbi.nlm.nih.gov/pmc/articles/PMC4045304/&sa=D&source=editors&ust=1614795999937000&usg=AOvVaw3RoObJ73_JwLkksSKExaac). Recuperado el 21 de octubre de 2020.

Organización Mi Oasis. (2021). *The Official Authoritative Site of Multiple Intelligences.* (https://www.google.com/url?q=https://www.multi-

pleintelligencesoasis.org/the-components-of-mi&sa=D&source=editors&ust=1614795999624000&usg=AOvVaw2u8SabMdxb8qFqV2K3TI-e). Recuperado el 22 de enero de 2021.

Organización Mundial de la Salud (2019) *Trastornos del Espectro Autista. (https://www.who.int/es/news-room/fact-sheets/detail/autism-spectrum-disorders).* Recuperado el 18 de octubre de 2020.

Romero, C. (2021). *Saber vivir TVE.* España. *(https://www.sabervivirtv.com/pediatria/el-contacto-fisico-tiene-efecto-en-el-cerebro-del-bebe_2760).* Recuperado el 18 de octubre de 2020.

Técnicas de Eliminación de Alergias de Nambudripad. *(https://www.google.com/url?q=https://www.naet.com/es-us/acerca-de/qu%25C3%25A9-es-naet/&sa=D&source=editors&ust=1614816427648000&usg=AOvVaw1AFaK-9qKEtZV2lqWF0SPrP).* Recuperado el 5 de noviembre de 2020.

Upledger Institute. *Discover CranioSacral Therapy. (https://www.upledger.com/therapies/index.php).* Recuperado el 5 de noviembre de 2020.

Vorobjeva, NV. (2005). *Selective stimulation of the growth of anaerobic microflora in the human intestinal tract by electrolyzed. National Library of Medicine. (https://pubmed.ncbi.nlm.nih.gov/15617863/).* Recuperado el 5 de febrero de 2021.